頭痛専門家のグッチメソッド

頭痛は寝て治す

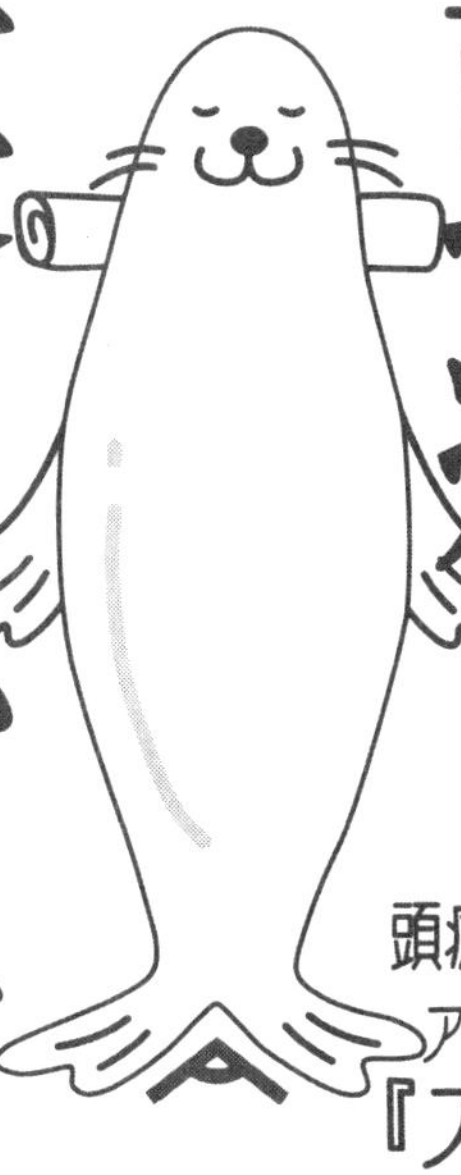

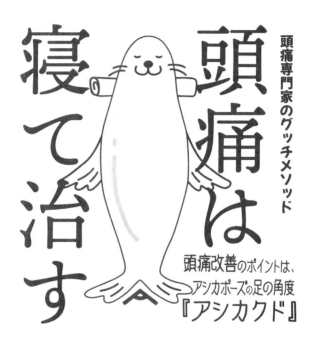

頭痛改善のポイントは、
アシカポーズの足の角度
『アシカクド』

山口克志

目次

第1章　4大頭痛の原因と緩和方法

第2章 頭痛の専門家が教える正しい寝姿勢！「アシカポーズ」で寝て治そう …… 63

はじめに

はじめまして、頭痛の専門家「グッチ」です！

僕が頭痛の専門家になったのは、実は交通事故がきっかけなんです。

そのとき、僕は運転席側の後部座席に座っていました。

大きな交差点にさしかかったところで、急に「ガーン！」という激しい衝撃音がしたのを覚えています。その直後の記憶は、運転席のヘッドレストが目前に迫ってきたこと。僕はそこに頭をぶつけ、その後さらに後部座席のヘッドレストに頭を打ち、足元に倒れ込みました。

気を失った瞬間があったかもしれませんが、ぶつかったときの記憶は鮮明です。

吐き気が起こり、気持ち悪くなって僕はその後しばらく歩道に横になったまま動けませんでした。そのときは痛みは感じず、ただ気持ち悪さだけがありました。

後でわかったことですが、信号無視で突っ込んできた車にぶつかり、横滑り状態で一回転したのでした。普通車が廃車になったと言えば、衝撃の大きさはわかっていただけるかもしれません。

歩道に横になった僕のところへ、運転していた若い女性が泣きながら謝ってこられました。

「大丈夫ですよ、明日念のために病院に行きますね」

僕はそう返しました。

その翌日から、頭痛に苦しむことになります。

病院へ行き、レントゲンを撮っても「異常なし」。

それでも頭痛は治らないばかりか、吐き気まで起こるようになりました。病院を変え、もう一度検査をしてもらうも、やはり「異常なし」。

頭痛と吐き気はひどくなるばかりで、立ち上がるだけで吐き気が起こるので、四つん這いで家の中を動くような生活になってしまいました。

病院がダメなら……と整体に行ってみるも、やはり改善はありませんでした。そんな状態に陥り、仕事もできない期間が10日続きました。

そこで思いついたのは、僕自身が整体師なので、自分の首を施術してみようということでした。少しずついろんなことを試すうち、頚椎がグニュッと入り、頭痛がスッと引いたのがわかりました。これは自分でも驚きましたよ。その方法で施術を繰り返してみると、2日目には頭痛が引き、普通の生活を送れるようになったんです。

これが現在、僕のオリジナル頭痛緩和法になっています。

これまでは、肩こりや腰痛など、姿勢が原因で起こる症状に対して施術を行なってきましたが、このオリジナルの施術で、つらい頭痛に悩む人を減らしたいと思うようになりました。

頭痛改善の施術ができる整体院は、ほとんどありません。なぜなら、頚椎への施術はとても危険で、整体やカイロプラクティックなどの学校では教えなくなったからです。頚椎への危険な施術が広がったことで事故が増え、損害保険も使えなくなりました。

そのため、頭痛に悩む人は改善を諦めたり薬でごまかしたりするしかないのが現状です。

自分が苦しんだ経験から、そんな現状を何とかしたいと頚椎の施術を本格的に身につけ、僕は今では頭痛専門家として施術を行っています。
※頚椎の施術は大変危険です。決してご自分で試されないようご注意ください。

僕は現在、滋賀県で頭痛専門の整体院を経営しています。

整体は「体を整える技術」の総称です。カイロプラクティック、筋膜リリース、マッサージ、オステオパシーなど様々な施術方法があります。

医師や看護師、鍼灸師や柔道整復師のように国家資格ではありませんが、たとえば病院で「骨に異常がない」「医学的な検査で問題ない」と診断された場合に、民間療法の整体院といった筋肉などの専門家の出番になります。

医療現場は常に進化しています。高度技術や新しい治療法、新薬など、日々技術が発展し、命を救うことを最優先に考えられています。どんな病気や怪我で、何が原因なのか、どう治療するべきかといった診断を下すことは医師にしかできません。

ただ、優れた医療技術は必ずしも完璧ではなく、「できない」こともあります。それは、筋肉や骨格の歪みに対する対処です。

たとえば、足に痛みが出るとレントゲンを撮りますよね。だけど、骨の異常であればレントゲンに写りますが、筋肉の損傷などについては画像で診断するのが難しい場合があります。

受診しても「異常なし」「原因不明」なのに痛みが続く場合に接骨院などに行き、それで改善するのが理想的です。しかしながら、「接骨院に行っても改善しない」「痛みが続く」という症状もあります。

その理由は、接骨院や鍼灸院など国家資格を保持する先生たちが学校や資格勉強において学ばない痛みの種類があるからなんです。大半の人に通じる専門知識や技術が、ごく一部の人には通用しないことがあります。

そんなときに僕たちのような民間療法があります。一部の痛みに対して、僕たちは違う目線から対処する方法を学んでいます。

頚椎の歪みは、「首を回したときにここが痛い」と言ったように、動かしたときに歪みが見つかります。

僕は、関節を動かしながら、どの方向に動かしたときに関節がズレているか、どう筋肉が張っているかなどを見極めます。こういった動作確認で、レントゲンでは見つけられない異常に気づけるのです。

このように、「接骨院や鍼灸院に通ったけれど良くならなかった」という症状において、整体が役立つことがあります。

ごく一部の人たちの痛みに対して、医療のすき間に特化した施術を行うのが私たち整体院です。まれな症状が多いため、お一人おひとりに1回に1時間近くかけて体の様子を見ながら施術を行います。

僕の専門分野である「頭痛の緩和」において、現在では多くのお客様にご利用いただけるようになりました。お客様と接する中で、僕は頭痛を和らげるために重要なのは姿勢、特に「寝姿勢」だと気づきました。

僕の整体院では、カイロプラクティック、姿勢矯正法、リンパケア、中国整体、スポーツトレーナー、ヨガの6つの施術を学んだ知識と経験を活かして独自に開発したメソッド「PRM」(ポスチャー・リフォーム・メソッド)を用いた姿勢矯正法を取り入れています。

姿勢の大切さを伝えるための活動を行う中で、「姿勢講座」が滋賀県認定の講座となり、現在では滋賀県内の11校の小学校と学童、経営者クラブ、学校保健安全協議会などで講座を開講しています。

この本では、頭痛に苦しむ人に試してほしい姿勢や寝姿勢をご紹介します。

頭痛がない方からすると「たかが頭痛」だと思うかもしれませんが、日本の15歳以上の約4割は慢性頭痛で悩んでいると言われています。頭痛のつらさは頭痛を持つ人にしかわからないでしょう。しかし、頭痛は国民病とも言えるほど、今では多くの人が頭痛の悩みを抱えています。

現代では、頭痛に悩む子どもも増えていることから、正しい知識によって大人が子どもたちの姿勢を正し、頭痛緩和へと導くためにこの本が一助となるよう願っています。

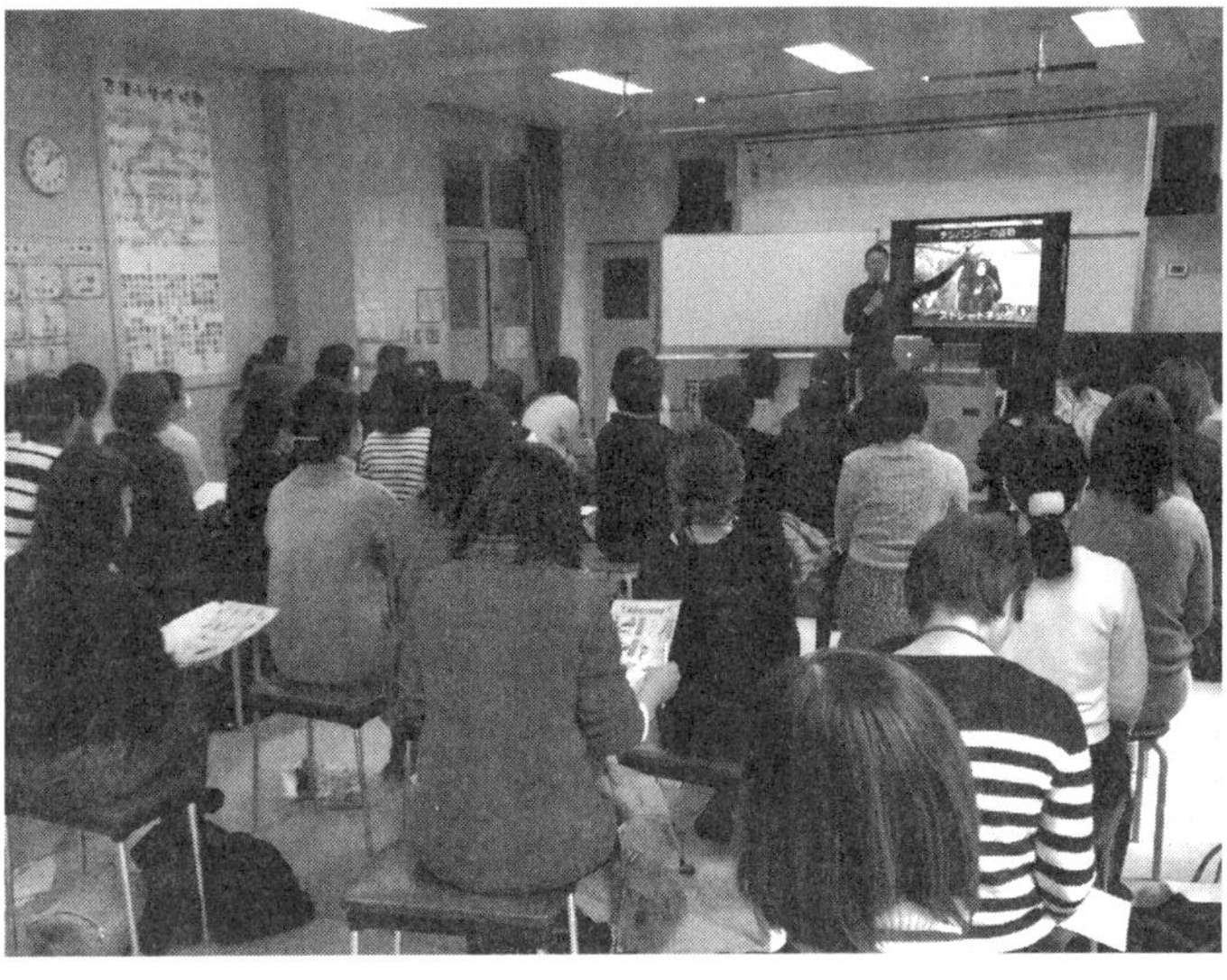

【頭痛に悩む子どもたち〜僕が見た学童でのリアルな現状〜】

姿勢講座のために、ある学童に行ったときのことです。

まずは、子どもたちに質問してみました。

「頭が痛くなることってある?」

すると子どもたち、あちこちから「あるよ!」という声が返ってきます。頭痛に悩んでいる子どもに手を挙げてもらうと、その数、なんと40名中17名! 半数近くも頭痛に悩んでいるというのです。

「たまに痛むことがあるの?」

とさらに聞いてみると、

「たまにじゃないよ、毎日だよ!」

と言う子どももいました。

「頭が痛いときはどうしてるの?」

「お母さんが薬をくれる」

このように、頭が痛いなら痛み止めを飲むという習慣が、小学生のうちから身につくことに、僕は不安を抱きました。病気による頭痛は別ですが、これが姿勢によって痛みが引き起こされているのだとすれば、もっと早期に正しい姿勢を伝えなければならないと思いました。

【痛みの低年齢化】

現代では、タブレット授業やスマートフォン、電子メディアの普及、運動不足、筋肉低下などによって頭痛や体の痛みが発生する年齢が早まっています。小学生から痛みが出たとすれば、その後の70年、80年といった長い期間、痛みに苦しむことになります。

痛みの低年齢化により苦しむ期間が長くなれば、人生を充実させるどころではなくなってしまうでしょう。

この本は、痛みがすでに出ている人が緩和するため、さらには痛みの予防につなげるためにも役立つことと思います。

頭痛や肩こり、ストレートネック、頚椎や腰椎の歪み、股関節や膝関節の歪みなど、医療では改善が難しいとされる分野も、正しい姿勢の知識によって予防することができます。職場や家庭など日常生活のちょっとした意識で、痛みのない体づくりを目指せます。

重要なのは、なるべく早く痛みを緩和させることと予防に取り組むこと。子どものうちからしっかりと姿勢を正しておくと、生涯を快適で充実したものにできるでしょう。痛めてしまった箇所を治すことも大事ですが、それ以上に、痛めない体づくりが必要不可欠です。大人も子どもも心豊かな日々を過ごせるよう、この本でしっかりとお伝えできればと思います。

【体育の授業の前に正しい姿勢を学ぼう】

学校では体育の授業がありますが、授業できちんとした姿勢を学ぶことはありません。気をつけ、前にならえ、休め、といった指示にならうことは教わるものの、その姿勢が正しいかどうかを一人ひとり確かめるようなことはないでしょう。一様に同じ姿勢をとっていれば、それで良しとされる傾向があります。

姿勢は体を作る基礎となるもの。建物でいうと、基礎部分が姿勢であり、建物が筋肉にあたります。基礎となる骨格が歪んだまま体を動かし筋肉をつけてしまうと、どんどんと体は歪んでいきます。子どものうちからそうして体を歪ませてしまえば、大人になってからの矯正は大変時間を要することになります。

子ども姿勢講座で小学校に行くこともあり、また子どもたちが来店することも多く、子どもの姿勢を見る機会が多いのですが、猫背、ストレートネック、内股、反り腰など、姿勢の悪い子どもたちがとても多くなっているように感じます。綺麗な姿勢の子どもを探す方が難しいと言えるほどです。

姿勢の悪いまま運動をして筋肉をつけたとしても、ときに姿勢が良くなる子どもたちもいますが、その悪い姿勢のまま筋肉がつき、更に悪化する場合がほとんどです。その結果、早い子なら小学生、中学生あたりから体の痛みに悩み始めます。

そうならないためにも、体育の授業の前に、「正しい姿勢」についてきちんと学ぶことが大切です。正しい立ち方・座り方・歩き方・寝方を子どものうちからきちんと伝えることで、将来起こり得る頭痛や首痛といった痛みの予防につながります。自己流で体を使って壊してしまわないよう、姿勢についての知識を身につけておきましょう。

【二足歩行と脳の進化の関係】

人間を除いて、賢いとされる動物ランキングの1位がチンパンジー、2位がイルカ、3位がゾウです。

一般的には、体重に対して脳の比重が大きい動物が賢いとされています。1位のチンパンジーは、DNAの約99％が人間と共通しており、最も人間に近いといわれる動物です。鍵を使ってドアを開けたり、テレビゲームをしたり、コミュニケーションを取ったりなどの行動ができますし、共同生活を送り、仲間の死を悲しむこともわかっています。霊長類の中でもかなり知能が高く、人間の3～4歳程度にあたると考えられています。

これだけ賢いチンパンジーの脳の大きさは約400gです。それに対して僕たち人間の脳の重さは1300～1500gもあります。

なぜ、僕たち人間の脳はこれほど発達できたのか？　その理由は、二足歩行です。生き物にはそれぞれの生き方や生態がありますから、決して人間がチンパンジーより優れているというわけではありませんが、僕たち人間は、頭を真上に持ってくることで二足歩行ができるようになり、この二足歩行のおかげで、頭の重さを支えることができるようになりました。

頭の上に大きな水瓶を乗せて水を運んでいる姿を見たことありませんか？　あの重たい水は、頭の真上に乗せているから運べるのです。前に倒れると支えられません。四足歩行のチンパンジーは、頭が体の真上ではなく前方にあり、脳が大きくなると支えきれないので、脳の発達ができないのです。一方、人間は二足歩行によって真上にある脳を支えられるようになり、脳がどんどん発達していったのです。

チンパンジーが座っている写真を見るとわかりますが、首が前の方に倒れています。この姿勢は、まさにスマートフォンを使っている人間の姿勢と同じです。この姿勢が続くと、子どもたちの脳の発育に支障が出る可能性があります。

そうならないためにも、子どものうちから脳が発達できる姿勢づくりをしていく必要があります。

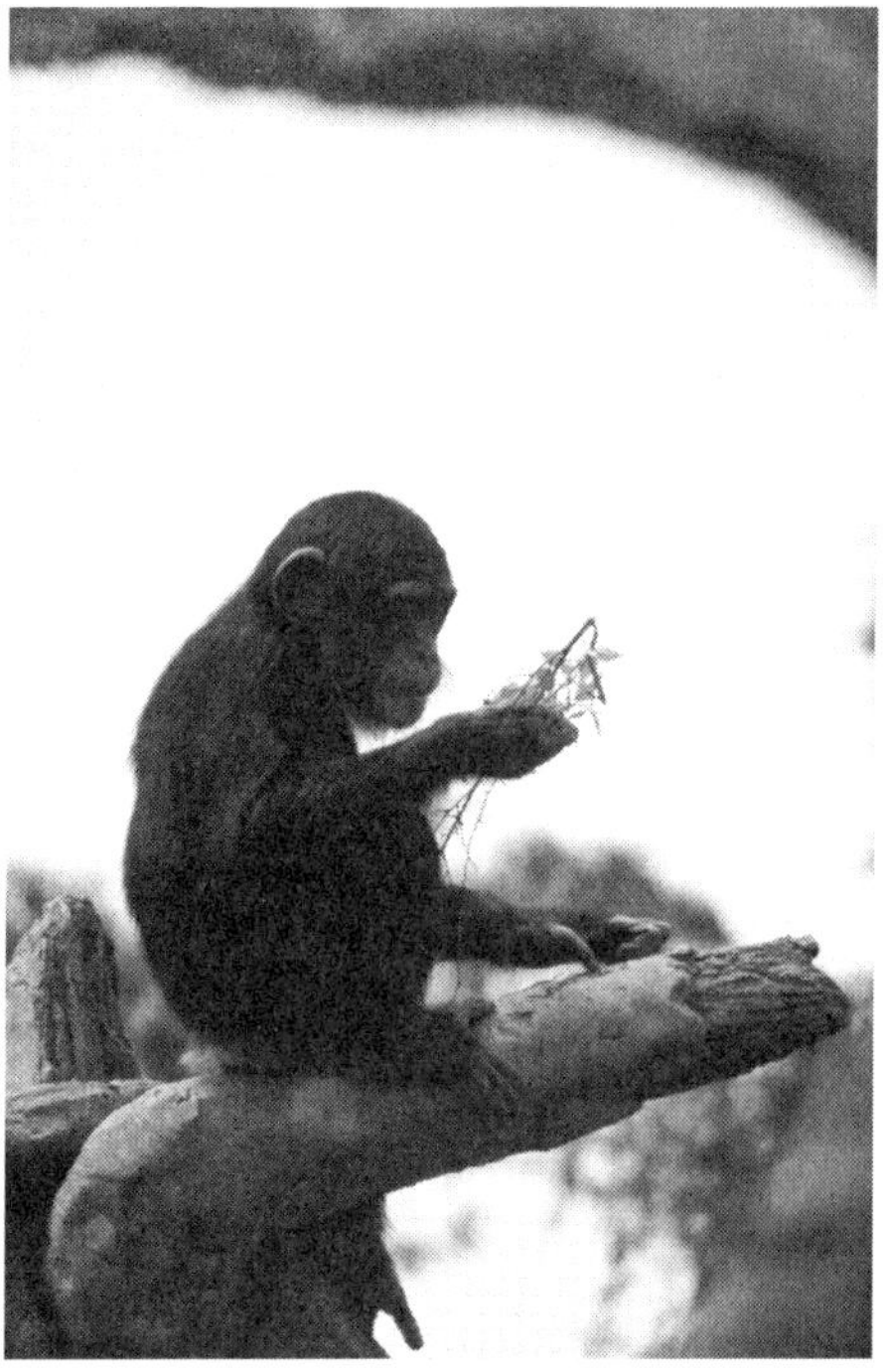

絶対にやってはいけない！痛みに悩む人の3つの「キケン」

体に良さそうだと思って多くの人がやってしまっていることがあります。実のところ、誰でもやり得るごく身近なことが、思いがけず体を歪ませたり痛みの負の循環を作ってしまったりしています。ここでは、姿勢に良くない「3つの危険」についてお伝えしたいと思います。

①マッサージ

今では格安でマッサージが受けられるところも多く、気軽に利用されている方も多いのではないでしょうか。実はこのマッサージが頭痛や肩こりなどの痛みを悪化させる原因になっています。

水風船を想像してみてください。

筋肉は水風船のようなもの。風船部分が「筋膜」であり、その中に「間質液」という液体が入っています。筋肉を動かしたり揺らしたりすると、間質液が循環し、筋肉は柔らかい正常な状態になります。

「コリ」は、筋肉の中に老廃物が滞り、パンパンに膨らんでいる状態です。ここに力を加えて筋膜を破り、中の老廃物を無理やり押し出すのがマッサージです。

一時的にでも老廃物が減り、痛みが緩和されるため、マッサージによって「肩こりが楽になった」「痛みがおさまった」と感じられるでしょう。しかし、それは決して治ったわけではなく、あくまで一時的なもので、しばらくすればまた老廃物が溜まってコリが発生します。

マッサージが危険なのは、筋膜に傷をつけるため、筋膜がどんどんと硬くなり、間質液が循環しにくい筋肉になる点です。間質液が循環しにくい筋肉は、より老廃物を溜めやすくなり症状が悪化してしまいます。そのため、マッサージに通う人は通うことをやめられませんし、通うにつれより強い力で揉みほぐしてもらおうとします。

つまり、一時的な快楽であるマッサージが肩こりなどを悪化させているのです。

コリを解消させるために大切なのは、強い力でぐいぐいと揉みほぐすことではなく、「筋肉内の水分の循環」をさせること。筋肉を温める、揺らす、さする、という動作が最も効果的です。

頭痛や肩こりが改善せず悩んでいる人は、まずマッサージをやめることをおすすめします！

②動かしすぎ・動かさない

筋肉の痛みは、キズとコリに分けられます。この対処を間違うととても危険です！

筋肉のキズは、使いすぎや衝撃によって起こります。つまり、「動かしすぎ」の状態。こうしてできたキズの対処は、基本的には動かさず放置しておくのが正解です。時間をかけて自然と回復していきます。

一方、筋肉のコリは、筋肉を固定したり負荷がかかり続けたりしたときに起こります。つまり「動かさない」状態ですね。

筋肉は固定と圧迫がとても苦手です。キズと違って、コリは放置していても回復しません。特に、圧迫されていた筋肉は弛みにくくなっています。

コリの正しい対処は、筋肉を動かし、筋肉内の水分を循環させることです。

自分の筋肉の痛みの状態が、まずはキズなのかコリなのかを理解することが重要です。キズなのに動かしてしまったり、コリなのにそのまま放置したりと対処を間違うと、症状を悪化させてしまいます。

自分の痛みの原因を理解し、筋肉の痛みに合わせた正しい対処をして症状を緩和させるようにしましょう！

③痛み止め薬の常用

痛みが出たときに使うごく日常的なものとして、痛み止め薬が挙げられます。

前述の見出しで、僕が見た学童での現状でもお話ししましたが、痛みが出たときにまず一番に思いつくのが痛み止め薬でしょう。

しかし、痛み止め薬の使い道を誤ると、実はとても危険なのです。

まず、痛み止めを服用する前に、対症療法と原因療法の違いを理解しておきましょう。

痛みの緩和という目的は同じですが『対症療法』と『原因療法』には、大きな違いがあります。対症療法の代表的なものは「痛み止め薬」と「マッサージ」です。これは症状の改善のためではなく、「痛みをごまかす」または「一時的に痛みを消す」ための療法です。根本的な原因が改善されるわけではありません。

すぐに回復するような痛みなら問題ありませんが、痛みが続き、痛み止め薬を常用するようになると、この後の第1章にも挙げている薬物乱用頭痛が起こります。痛み止め薬はあくまでその場しのぎのものととらえてください。

一方、原因療法は「なぜ、この痛みが出たのか？」という原因から対処します。

日常のクセなどから痛みの原因を探し、根本的な痛みの緩和を目指します。慢性的な痛みに悩んでいる方は、痛み止め薬やマッサージなどの対症療法ではなく、原因療法を得意とする治療院を選ぶことをおすすめします。「なぜ痛みが出たのか？」「日常的に何に注意するべきなのか？」などを教えてもらうと良いでしょう。

僕の身に起きた3つの「不幸」が「幸せ」への道！

こうして僕が皆さんに正しい痛みの対処や姿勢についてお伝えしたいのは、自分自身が体の不調に苦しんだ経験があるからです。

冒頭でお伝えした交通事故も然り、実はそれ以外にも2つ、僕が人生を変えざるを得なかった不幸な転機があります。

もともと僕は、パン屋さんになりたかったんです。20歳で念願のパン職人として働くようになりましたが、思わぬことで断念せざるを得なくなりました。僕は、小麦粉アレルギーになってしまったんです……。それがなければ今もパン職人を続けていたかもしれませんが、全く予期せぬことで仕事を変えることになりました。

それから僕は、納得のいく仕事を探して実に14回もの転職を繰り返すことになります。

ワガママというか頑固というか、自分が納得できないと動かない性格でしたので、転職先のいろんな上司からは「自分の意見が言いたかったら社長になれ！」と叱られていました。

上司にとっては、面倒な部下を叱るときの決まり文句にすぎなかったかもしれません。しかし僕は「そうか、やりたいことをするには社長になればいいんだ！」と前向きに受け取ったんです。さっそく知人に「早く社長になれる仕事って何かなぁ？」と聞いてみたところ、「塗装屋さんなら10年くらいで独立できるらしいよ！」と教わりました。そんな短絡的な流れではありましたが、僕は塗装屋で働くことを決めました。

「10年くらいで独立できると聞きました！　僕は人の倍働くので5年で独立させてください！」

出勤初日にそんなことを言う僕に、そのときの親方はどう思っていたでしょうか（笑）。だけど僕は本当に人の何倍も勉強し、仕事量をこなしました。そして、わずか3年で開業し、さあ、これからは思いきり仕事もサーフィンもやるぞ！　と息巻いていました。

ところが、そこで僕に2つ目の不幸な転機が起こってしまいます。

作業中は片手に25kgずつの塗料を持って足場を走り回るわけですから、無理をしすぎたんですね、ひどい腰痛に悩まされてしまったんです。

痛みを抱える毎日、それがこの先何十年と続いていく。それを想像したとき、僕はこのままこの仕事を続けていくイメージを持てませんでした。

どれだけ仕事や遊びが充実し、それができる環境を手に入れても、こんなに痛みを抱えたままでは本当に楽しい人生と言えるんだろうか？

体が元気じゃなければ、楽しいことも楽しめない、やる気も起こらない、おいしいものもおいしくない。仕事も学業も、パフォーマンスが落ちていきます。当然、心も病んでいきますよね。

小麦粉アレルギーと腰痛。極め付けにあの交通事故。

僕は「体の不調」によっていろんな夢を諦めてきました。だけど、今は思うんです。あの不幸な出来事は結果的に僕を幸せへと導いてくれていたんじゃないかと。不運な経験によって、僕は体を大切にし、人生を本当の意味で充実させることに成功できたように思います。

今で整体師として21年が経ち、数多くの痛みに悩む方にお会いしてきました。自分の経験を通して、お客様にも「体を大切にし、人生を大切に生きてほしい」という想いを強く抱くようになりました。

より多くの方に人生を「元気に」「楽しく」生きていただけるよう、応援していきたいと思います。

それでは次の章から、痛みのない体づくりのために大切なことを、具体的にお伝えしていきます。体の痛み、特に頭痛とその緩和方法について掘り下げていきましょう。

第1章

4大頭痛の原因と緩和方法

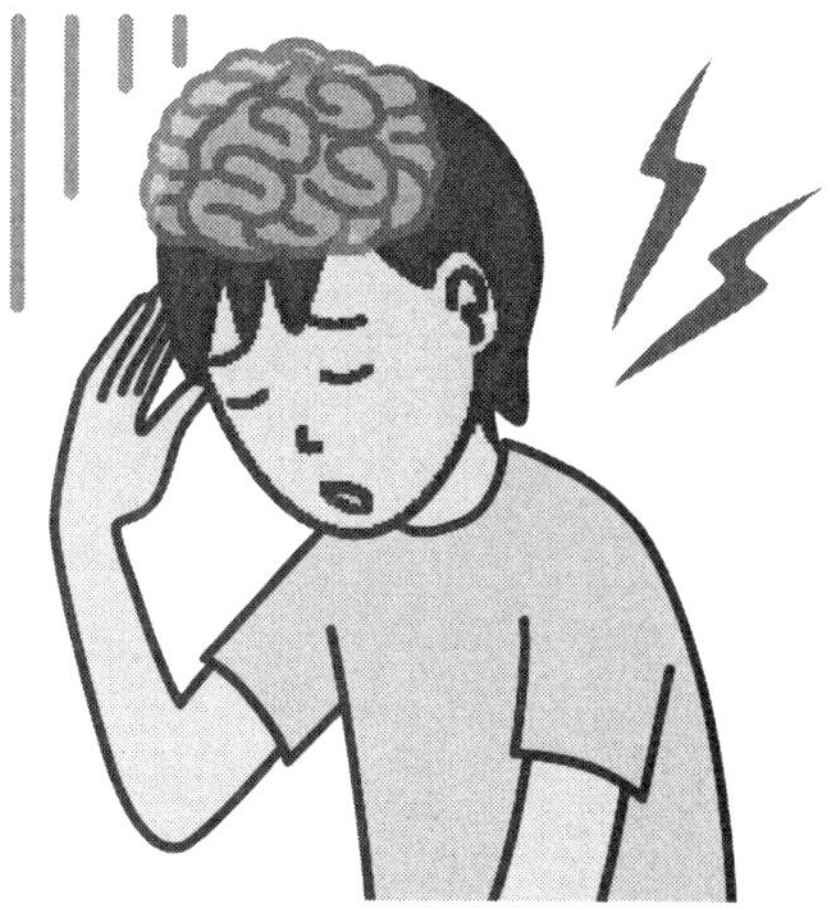

はじめにお伝えしておきたいのは、頭痛には、脳の異常などから早期の対応が重要になるものもあるということです。突然痛みが起こる、痛みがひどくなる、激しい痛みなどの場合は、必ず医療機関で受診してください。

そして「異常がない」「ストレートネック」「肩こりから痛みが起こっている」などといった場合に、代替医療である整体やカイロプラクティックなどに行くようにしましょう。

まずは、4大頭痛の原因と緩和方法についてお伝えします。

さらには、僕のオリジナルメソッドであるポスチャー・リフォーム・メソッド「PRM」（以降「PRM」と表記）の考え方と対処法も併せてお伝えしていきます。

頭痛の種類によって対処法が変わるため、自己判断をせず症状に合わせた施術を受けることが重要です！

■PRM（ポスチャー・リフォーム・メソッド）とは？

PRMは、骨格矯正と筋肉調整からなり、呼吸を利用した安全で痛みの少ない施術方法です。

・骨格矯正

体は息を吸ったときに力が入り、吐いたときに力が抜けます。

息を吐いているときに頚椎を正しい方向へスッと押し込むと、頚椎が矯正されます。

バキバキやグイッとする必要がないので、リラックスしながら受けていただけます。力任せの施術や反動を使うようなことはしませんので、とても安全な施術です。

・筋肉調整
筋肉はほとんどが水分です。コリやキズの回復には、この水分の循環が必要になります。

筋肉を揺らしたり、さすったりすることで循環を促します。循環すると、動脈から栄養、酸素が取り入れられ、凝り固まった筋肉は老廃物を排出し、筋肉のキズは修復されます。筋肉を傷つけることがないため「揉み返し」などが起きづらいのが特徴です。

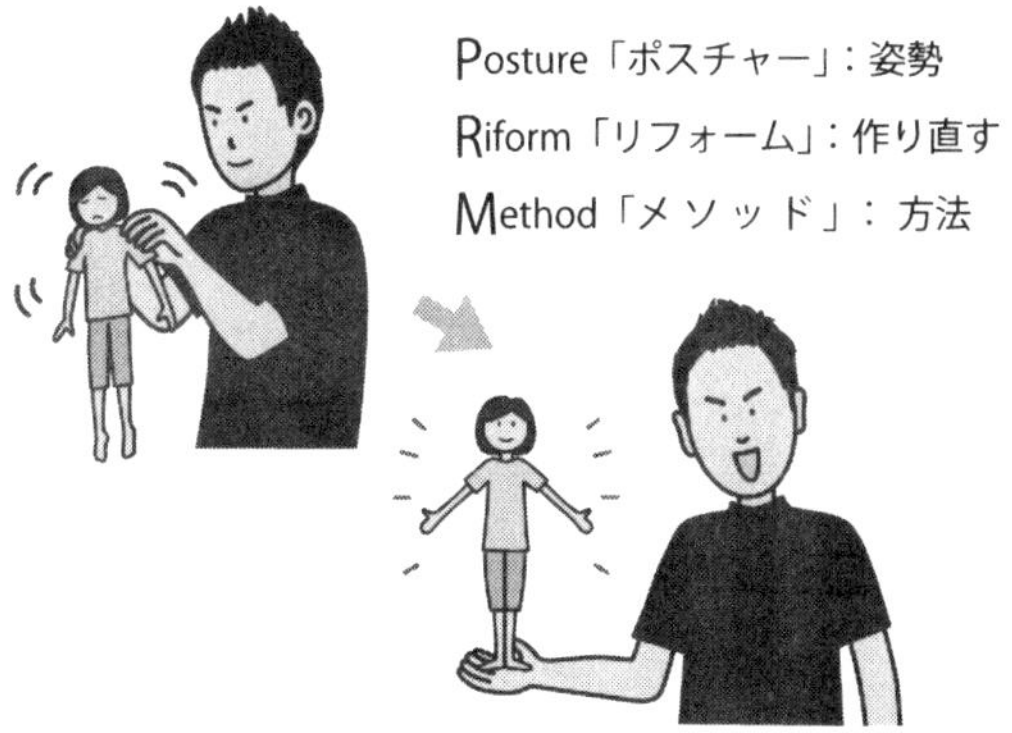
Posture「ポスチャー」：姿勢
Riform「リフォーム」：作り直す
Method「メソッド」：方法
ポスチャーリフォームメソッド ➡ 姿勢矯正法

4大頭痛の原因と緩和方法

①片頭痛

片頭痛は脳に血液を送る血管が拡張して起こる頭痛です。ズキズキと脈打つような痛みが片側を中心に起こることから片頭痛といいますが、約4割の人は両側や後頭部にも痛みを経験しています。主にこめかみから目のあたりが痛み、痛みの発作は4時間〜数日間続きます。光や音、運動が痛みを増幅させます。感覚過敏を伴い、匂いや音など些細な刺激で吐き気が起こることもあります。

■医療的な見解

片頭痛のメカニズムは、まだ完全には解明されていません。何らかの原因で血管が拡張して、頭痛が起こるとされています。最近では、脳血管や三叉神経終末に原因があるとする説もあり、ストレスなどの原因により、三叉神経が刺激されることで炎症物質が出て血管が拡張され痛みが起こるとされています。

また、気候や気圧の変化、環境の変化、生活リズムの変化、飲酒などが原因になる可能性も考えられます。特に女性に多い頭痛であり、月経も関係しているとされています。

■医療的な対処法

・規則正しい生活を心がける

寝不足や寝すぎをせず、規則正しい食生活を心がけることが大切です。チーズやワイン、薬などで片頭痛が起こっていると考えられるなら、これを避けましょう。

・ストレスを解消する

後に出てくる緊張型頭痛と同じく、ストレスは頭痛の大敵。趣味やスポーツなど打ち込めることを見つけてストレス発散をしましょう。

・暗く静かな場所で横になる

片頭痛は、光のまぶしさや音によって痛みが増すことがあります。また、動くと痛みが増すので、光や音を防いで安静に過ごしましょう。

・冷やしたり押さえたりする
痛いところを冷やしたり圧迫したりすることで、周辺の血管が収縮するため、痛みが和らぎます。

・十分な睡眠をとる
片頭痛は眠ることで緩和されます。可能なら仕事を中断してでも仮眠をとりましょう。

・カフェインの入ったものを飲む
カフェインには血管を収縮させる働きがあるため、痛み始めにコーヒーや緑茶などのカフェインを含む飲み物を飲むと痛みが和らぐことがあります。

・鎮痛薬を服用する
鎮痛薬は、痛みの元となるプロスタグランジンの産出を抑え、頭痛を緩和する働きがあります。痛みがひどくなる前に、早めに鎮痛薬を服用するのも一つの方法です。

■ＰＲＭの考え

ほとんどの方が日常生活の中で下を向くことが多くなっています。それにより、首前の筋肉（胸鎖乳突筋など）が縮んでいます。首前の筋肉が縮むと、上を向きにくくなるのが特徴です。この首前の筋肉が緊張するとこの筋肉の下を通っている血流が悪くなり、こめかみ周辺に血液が滞ることが原因で、心臓の鼓動に合わせて痛みが起こります。実際に、こめかみに膨らんだ血管があり、触ると痛みが起きます。

■ＰＲＭの対処法

首前の筋肉が硬くなる原因（頸椎の歪み・筋肉の緊張など）を見つけ、骨格矯正や筋肉調整を行い頸椎を整え、首の筋肉が緩んだ状態にします。危険な施術ではなく、ゆっくり優しく行うことで、体の緊張が緩みます。首前の筋肉が緩むと、血流が促進され、こめかみの血管の膨らみも無くなり、痛みが緩和します。

ＰＲＭの施術後は、日常生活の中で、首前の筋肉が硬くなる原因や緩和方法、予防方法（セルフケア）などを詳しくお伝えします。

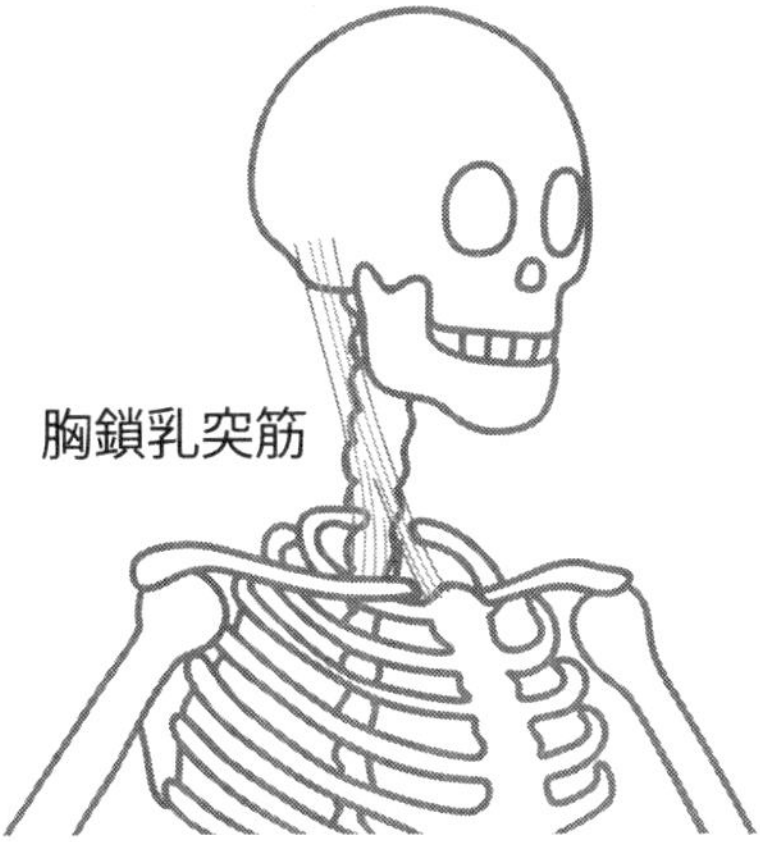

②緊張型頭痛

緊張型頭痛は、首や肩のコリを伴うこともあり、後頭部から首筋にかけて、重苦しい感じや、頭をベルトで締めつけられているような圧迫感が起こる頭痛です。片頭痛のようなズキズキする痛みや寝込むほど強い痛みではありません。にぶい痛みが特徴ですが、我慢できないほどではないのが普通です。痛みは数時間〜数日でおさまる場合と、持続的に毎日のように続く場合があります。頭痛に嘔吐を伴うことはなく、動いても痛みは悪化しません。

■医療的な見解

長時間のデスクワークやタブレットの使用などにより、長く同じ体勢や無理な姿勢を続けることで、首や頭の筋肉に負担がかかり、筋肉の緊張から起こることが多いと考えられています。筋肉の血行が悪化し、血管に老廃物などが溜まることで炎症が起こり、痛み物質であるプロスタグランジンなどが産生されて、頭痛を引き起こすとされています。

また、口やあごの機能異常やうつ、薬剤乱用などが原因である場合もあります。

脳そのものが痛みを感じやすいのではないかと考えられているので、心配事や不安などの精神的ストレスが関連しているともされています。精神的ストレスを原因とする緊張型頭痛には、生真面目な性格や几帳面さを持った人、うつの人がかかりやすいと言われています。

■医療的な対処法

・マッサージや体操をする

頭の重さや肩こりを感じたら、首筋や肩のマッサージ、簡単な体操でほぐすようにしましょう。

・枕を変える

高さの合わない枕を使用することで緊張型頭痛が引き起こされることがあります。自分に合う枕を使いましょう。（後に2章でご紹介するタオルマクラもぜひ参考にしてください）

・鎮痛薬を服用する

頭や首、肩の筋肉に圧痛がある場合は、ひどくなるまで我慢せず、早めに鎮痛薬や筋弛緩薬を服用しましょう。

・リラックスする

「緊張型頭痛」の原因は身体的・精神的ストレスによるものが多いです。仕事や日常生活の中でストレスを感じているなら、できるだけストレスの原因を遠ざけたり好きなことに打ち込んだりして、ストレスケアを心がけましょう。

■ＰＲＭの考え

緊張型頭痛は、頸椎の歪みが原因で起こる脳酸欠状態が続くことで発生します。脳に酸素を運ぶ動脈は、頸椎の中を通っているので、頸椎が歪むことで、動脈の流れが悪くなります。動脈の流れが悪くなると、めまい、吐き気など、酸欠時に起こる高山病とよく似た症状の緊張型頭痛が起こります。

ちなみに、原因を理解している施術者なら、この緊張型頭痛を、その場で「起こす」ことも可能です。

■ＰＲＭの対処法

頸椎を一つずつ確認し、緊張を起こしている筋肉を緩め、頸椎を正常な位置に戻し歪みを矯正します。頸椎を矯正することで、動脈の流れが回復し脳酸欠が解消する

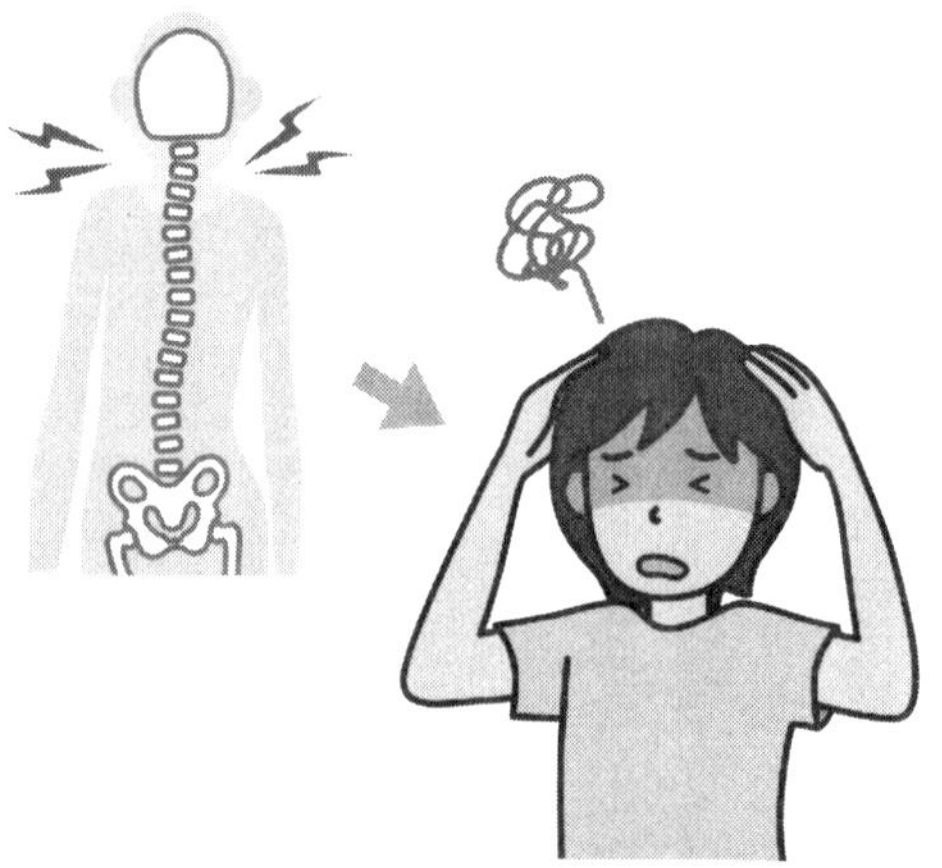

ことで痛みが緩和します。

骨格矯正も筋肉調整も、当院では力任せや勢いでボキボキと力を加えるような危険な施術は決して行いません。優しくゆっくりと行う矯正方法を取り入れることで、筋肉の緊張が起こらず首全体が緩みます。

③群発頭痛

慢性頭痛については、先に挙げた片頭痛、緊張型頭痛、そして群発頭痛の3つがよく知られていますが、群発頭痛はこの中では発症率が特に低い頭痛です。20～30歳代から発症することが多く、通常一年に1、2回の周期で起こります。

片方の目の周囲から前頭部、側頭部にかけて激しい痛みがあります。夜中から明け方頃の決まった時間帯に、目の奥をえぐるような激しい痛みが襲いかかってくることが多く、発作時には目が充血して涙や鼻水が出るなど自律神経異常による症状を伴います。

発作時間は15分～3時間ほどと他の頭痛に比べると短いものの、1、2日のうちに何度も痛みに襲われるのが特徴です。

非常に強い痛みを伴う疾患ですので、連日仕事を休まなければならないことが多々あり、日常生活にも大きな支障をきたします。

■医療的な見解

原因は明らかにされていませんが、目のすぐ後ろにある太い血管が拡張し、その周囲に炎症が生じて、神経を刺激するために起こると考えられています。発症頻度が低く、医師の間でもあまり認知されておらず、ハッキリと診断されにくい頭痛です。

血管が拡張する原因として、過剰なアルコール摂取や喫煙、気圧の変化などが挙げられます。このほかホルモンの影響、体内時計のズレなども群発頭痛を起こす原因と言われています。群発頭痛は下垂体腫瘍が原因の頭痛症状とも似ているため、慎重な診断が必要になります。

■医療的な対処法

・アルコールを飲まない

血管を拡張するアルコールや入浴を避けましょう。

・高濃度の酸素吸入

発作時には酸素マスクによって高濃度の酸素吸入が行われます。酸素を吸入することで80％

の方に改善が見られたというデータがあります。

・トリプタン系の内服薬

一般に片頭痛の治療で使われているトリプタン系の内服薬や皮下注射も効果的です。

■ＰＲＭの考え

群発頭痛だと断定できる方のご来院は非常にレアケースです。この頭痛は、緊張型頭痛の脳酸欠と片頭痛の血流障害が同時に起こる頭痛だと考えています。頸椎の矯正と首前の筋肉調整を行い、頭痛が緩和した事例があります。

■ＰＲＭの対処法

群発頭痛のＰＲＭの対処法は、基本的に片頭痛と緊張型頭痛の対処法を併せたものです。脳酸欠状態と血流障害を緩和させるために、まずは首前の筋肉が硬くなる原因（頸椎の歪み・筋肉の緊張など）を見つけ、頸椎を一つずつ確認し、緊張を起こしている筋肉を緩め、頸椎を正常な位置に戻し歪みを矯正します。頸椎を矯正することで、動脈の流れが回復し脳酸欠が解消することで痛みが緩和します。首前の筋肉が緩むと、血流が促進され、こめかみの血管の膨らみも無くなり、痛みが緩和します。

骨格矯正も筋肉調整も、当院では力任せや勢いでボキボキと力を加えるような危険な施術は決して行いません。優しくゆっくりと行う矯正方法を取り入れることで、筋肉の緊張が起こらず首全体が緩みます。

ＰＲＭの施術後は、日常生活の中で、首前の筋肉が硬くなる原因や緩和方法、予防方法（セルフケア）などを詳しくお伝えします。

④薬物乱用頭痛

薬物乱用頭痛は、もともと片頭痛や緊張型頭痛を持つ人が、処方薬や市販の頭痛治療薬を過剰に使用することで起こる頭痛のことを言います。「薬剤の使用過多による頭痛（薬物乱用頭痛）」の診断基準は、月に15日以上鎮痛薬を飲んでいる場合となっていますが、実際には月に10日以上飲んでいる人は要注意と思ったほうが良いでしょう。さらに、3ヶ月以上前から月に10日以上鎮痛薬を服用していて、だんだんと効かなくなっていると感じられるなら、薬物乱用頭痛の可能性があります。

■医療的な見解

明確な頭痛の誘発機序は分かっておりませんが、鎮痛薬を多用、連用することで次のような状態になるためと考えられています。

・月に15日以上頭痛がある
・鎮痛薬を月に10日以上飲んでいる
・起床時から頭痛がする
・以前は効いていた鎮痛薬が効かなくなってきた
・鎮痛薬を飲んでも頭痛が以前より悪化
・頭痛が不安なので鎮痛薬を飲んでしまう

■医療的な対処法

・薬剤の服用の中止

一番大事なことは原因となる薬剤の服用を中止することです。中止する方法として、「徐々に服用する量を減らしていく方法」と「すぐに服用を中止する方法」があります。

ここで注意が必要なのは、薬物乱用頭痛の場合は薬剤の使用をすぐに中止してしまうと、離脱症状として激しい頭痛が起こる可能性があること。そのため、薬物乱用頭痛の原因にならない薬物に変更したり、予防薬を処方したりという方法をとります。

そのように原因の薬物を中止したとしても、最初は身体の反応として激しい痛みや頭痛の出現回数などつらい状態が続くでしょう。しかし、徐々に頭痛が起こる回数や痛みの強さなどは治まっていきます。

■ＰＲＭの考え

頭痛が無ければ、頭痛薬は必要ありません。薬物乱用頭痛の緩和への第一歩は、頭痛薬のいらない正常な体にして、頭痛薬を手放すことです。

■ＰＲＭの対処法

片頭痛、緊張型頭痛など、頭痛の種類に合わせたＰＲＭの施術を受けていただきます。根本的な原因に対処し頭痛の回数と痛みを軽減することで、断薬ができるようになります。

ＰＲＭの施術を受けていただくと、毎日頭痛があり、毎日のように頭痛薬を服用していた方でも頭痛薬がなくても我慢できるレベルの頭痛を月に１～３回までに減らすことができます。

頭痛の痛みを緩和する、頭痛の回数を減らす、そして頭痛薬の服用を減らすということを同時にできるのが、僕のメソッド「ＰＲＭ」です。

長らく頭痛に苦しんできたお客様からは「人生が変わった！」という喜びの声をいただいています。

その他の頭痛の原因

⑤低気圧頭痛

天気が崩れるときに慢性の痛みが増強するものを「天気痛」や「低気圧不調」と言います。その人がもともと持っていた症状が天気に影響されて現れたり悪化したりするものです。頭痛、神経痛の悪化、めまい、肩こり、首痛、腰痛、眠気、耳の症状、気分の落ち込み、うつ、不安症など多岐にわたる症状が起こります。

- 雨が降る前に頭が痛くなる
- 雨が降る前にだるさ、めまい、むくみを感じる

・雨の日は頭痛、だるさ、焦りや苛立ちがある
・季節の変わり目に体調を崩す
・気圧の変化が気分の浮き沈みに影響する
・天気予報で低気圧だと知ると不安

低気圧によってこのような状態に陥りやすく、症状には大きな個人差があります。人によっては日常生活に支障をきたす強い症状となるケースもあります。

■医療的な見解

発症メカニズムは医学的には解明されていませんが、気圧や天気の変化が起きたときに、体内の水分バランスが乱れ、水分を必要以上に増やしてしまうために様々な症状が引き起こされると考えられています。

体内に余分な水分が溜まることは、血管拡張や自律神経の乱れの原因となります。脳内の血管が拡張すると、周りの神経が圧迫され炎症を起こして頭痛が発生します。

また、自律神経の乱れは、だるさ、めまいといった不調を引き起こします。気象の影響で起こる頭痛としては、片頭痛が多く、緊張型頭痛が現れる人もいます。人により自律神経の「バ

ランスの乱れ方」が違うため、同じ頭痛でも気圧の変化によって血管に影響を受ける人、筋肉に影響を受ける人がいます。

■医療的な対処法

低気圧頭痛をはじめとする不快な気象病は、気象によって引き起こされるため、自分ではなかなかコントロールができません。そのため、対処は人それぞれの症状に合わせた対症療法となります。

誰もが何とかしたいと願っているとは思いますが、残念ながら、気象病を根本から治すことは難しいでしょう。自律神経の「感じやすさ」は人それぞれに持って生まれたものだからです。気象病は、自分の個性だととらえて上手く付き合っていくことが大切です。

医師の処方薬や漢方薬、市販の酔い止め薬を服用するなどして、気圧の変化に備えましょう。また、自律神経の乱れを和らげるためにも、予防として日頃から生活習慣を整えておくことも必要です。

■PRMの考え

PRMによって天気に左右されない体質を目指します。痛みで頭痛薬を服用する、予防で頭痛薬を服用するなどの対症療法ではなく、原因を見つけて根本的に緩和させる原因療法で天気に左右されない体にすることが重要だととらえています。

■ＰＲＭの対処法

気圧による血管の拡張は、頚椎の歪みが無ければ起こりません。頚椎の歪みを整え、血管が拡張してもスムーズに流れる状態にすることが大切です。頚椎の矯正や筋肉調整を行えば、片頭痛、緊張型頭痛に対処できます。

お客様からは「頭痛薬を飲まなくなった！」「天気が気にならなくなった！」と嬉しい感想をいただいています。

⑥マスク頭痛

コロナ禍において、マスクを着用する機会が大幅に増え、マスク頭痛につながっています。特に暑い時期にマスクを着用することで頭痛を引き起こしている方が急増しています。

マスク頭痛の原因と緩和方法についてご紹介します。

■熱中症

マスクを着用することで体温調整がうまく働かなくなり、体内に熱がこもった状態になります。加えて脱水症状が起こりやすく、片頭痛につながることがあります。

（対処法）

・エアコンをうまく使い体温を調節する

■二酸化炭素の吸いすぎ

マスクを隙間がないよう正しく装着すればするほど、自分が吐いた二酸化炭素をすぐに吸うことになります。それにより、血中の二酸化炭素濃度が上昇し、脳血管が広がって片頭痛を引き起こします。

また、二酸化炭素を吸いすぎると、酸欠が起こります。この酸欠状態が続くと緊張型頭痛の原因となります。頚椎の歪みがある方は、特に症状が起こりやすいようです。

（対処法）

・マスクを外せる場では可能な限り外すようにする

・頚椎の歪みを矯正する

・鼻呼吸を意識する
・タオルマクラで頚椎を整える（タオルマクラの作り方は2章をご参照ください）

※頚椎の施術は大変危険です。決してご自分で試されないようご注意ください。

◎タオルマクラの使用方法
まず、タオルマクラを作ります。（2章でタオルマクラの作り方をご紹介しています）
タオルマクラを首の下に敷いて5～15分ぐらい寝ます。首の下にタオルマクラを敷いて寝ると、頭の重さで首の前の筋肉（胸鎖乳突筋など）が緩み、頚椎が綺麗な弯曲に整います。

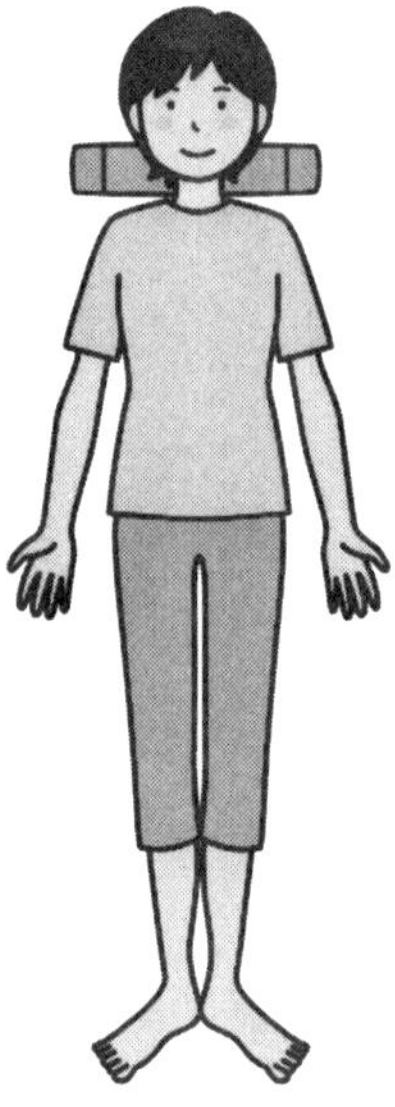

■筋肉の硬直
ゴムを耳にかけると、圧迫によって顎関節や周辺の筋肉（側頭筋・咬筋・胸鎖乳突筋など）に強い負担がかかり、首こりが起こります。この首こりが動脈の流れを悪くし、脳の酸欠を起こし緊張型頭痛の原因となります。

（対処法）
・マスクのゴム紐を緩めるか、耳にかけずに使えるタイプのものにする
・専門家の施術によって首や顎関節の筋肉を緩める
・あごの体操
・耳たぶまわし
（詳しくは2章でご紹介いたします）

このように、マスクを着用すると酸欠や熱中症などになる危険があるということをぜひ知っておいてください。頭痛だけでなく、肩こりや首こりの原因になる「食いしばり」の原因にもなりますので、外せるときはできるだけマスクを外すクセをつけましょう。

そして、マスクで頭痛が起こりやすい方は、頚椎や筋肉に異常がある場合が多いため、放置せず専門家に相談してくださいね！

⑦原因のない頭痛

痛みがあるのに医療では「異常なし」「原因不明」と診断されることがあります。
その理由は2つあります。

・レントゲンに映らない
レントゲンなどは、骨や内臓など重大な箇所を診断するためですので、筋肉に異常があっても見つけられません。

・静止画では原因は見つからない
関節の痛みは、動かしたときに痛みが出ることが多く、静止画で骨格の歪みを見つけることができません。

この2つの理由により、痛みがあっても医療では「異常なし」「原因不明」と診断されることがあります。
当院では、関節を動かしながら筋肉や関節の異常を探す（動作確認）方法によって、これらの原因を見つけることができます。この動作確認では、施術者とお客様の両方が頚椎の歪みを確認できます。そして、原因に合わせた対処を行うことで症状を緩和させることができます。

■痛みが出た場合の対処法

まずは医療機関で受診してください。そして、受診した結果「異常なし」「原因不明」「ストレートネック」「肩こりが原因」などと診断された場合や、いつまでも改善しない場合に、カイロプラクティックや整体などの代替医療を受けるのをおすすめします。

「とりあえず揉んでおけばいい」などという、安易な考えは危険です。大切な体を決して痛めないよう、必ずこの順番で適切に対処してください。

■痛みは自分で作っている

実は、頭痛・肩こりなどの痛みは自分で作っているんです！　風邪やインフルエンザなどは、人から感染ることがありますが、頭痛や肩こりが人から感染ることはありません。つまり、頭痛や肩こりなどの痛みは、事故などを除くと、ご自身で作っているということが多いのです。

その痛みは、日常生活のクセや仕事姿勢、寝姿勢などが原因で引き起こされています。自分で作っている痛みなので、自分で治す必要があります。そのためにも、痛みの原因を知ることで、痛みの予防ができるようになります。

当院では、まずはお客様の日常のクセなどをお聞きします。そして痛みの原因となるクセを探し、ストレッチなどの対処法や予防方法をお伝えしています。痛みを環境や体質のせいにせず、自分の痛みと向き合うことが本当の改善となります。

体と脳の酸欠

■体と脳の酸欠

頭痛・肩こりなどは、脳と体の酸欠が原因となって起こります。「健康は酸素次第」と言っても過言ではないほど、酸素はとても重要です。酸素が体中の細胞に行き渡ることで、人間は動くことができるんです。

しかし、最近では酸欠が原因の症状で悩む方が増えています。体が酸欠になると、体が冷え、関節や筋肉が硬くなりさらに循環が悪くなります。脳が酸欠になると、頭痛の原因となります。頭痛の原因は、梗塞・腫瘍などもちろん他にもありますが、医療で「異常がない」と言われる頭痛の原因は、この脳の酸欠にあります。

肩こりは肩が痛いだけですが、頭痛は脳が酸欠になり、脳細胞がどんどん死んでしまうので、放置するのは危険です。

頻繁に頭痛が起こる人は、脳にかなりのダメージを受けていることになります。体の痛みはどの痛みでもつらいものですが、特に頭痛は早急に対処を行うべきです。

「異常なし」や「原因不明」の頭痛のほとんどが酸欠頭痛です。この酸欠頭痛は緩和できますので、頭痛緩和が得意な治療院を探してしっかりケアしましょう。

酸欠頭痛は、骨の歪みや筋肉が硬直して動脈や静脈の流れが悪くなり、脳に酸素が届きにくくなることで起こります。

姿勢が整うと、動脈や静脈の流れが良くなり、脳に酸素がしっかり届きます。

私たちは毎日2万回以上、無意識に呼吸をしています。この無意識の呼吸だけでは、脳や体が必要とする酸素量を取り入れられていないことがあります。

肋骨周辺の筋肉や首前の筋肉がこると呼吸が浅くなり、体内が酸欠状態になるのです。血管も収縮して血行不良となるため、貧血になり、筋肉が冷えて硬くなり、末端まで酸素が行き渡らなくなります。そうなると内臓の働きも低下し、疲労感、動悸、息切れ、むくみなどの症状へとつながります。

また、頚椎に歪みがあると脳の酸欠状態になります。脳は体全体の2～3％の大きさですが、体内に入る酸素のうち25％が脳に送られます。それぐらい、脳は多くの酸素量を必要とします。この脳が酸欠になるとどんどんと細胞が死にます。子どもであれば脳の発育に影響し、大人は痴呆症の原因になるなど大きな影響を及ぼします。

脳の酸欠は高山病と同じ状態になっていますから、頭痛やめまい、立ちくらみ、手足の痺れなどの症状が引き起こされます。イライラや不安感、ネガティブ思考などにも陥り、さらには不眠や自律神経の乱れ、パニック障害などに発展してしまうこともあるのです。

この酸欠による脳の疲労は、どんなに身体を休めても解消されません。頸椎の歪みを整え、血流を改善し脳の酸欠状態を緩和する必要があります。

■体外酸素と体内酸素

酸素は体外酸素と体内酸素に分けられます。

体外酸素濃度は、21％ぐらいが通常の空気中の酸素濃度です。20％を切ると、頭痛などの症状が出てくる人がいます。

私たちは一日に7～8回ほどあくびをするとされています。あくびは脳を覚醒させる働きがあることが動物実験の研究などからも明らかになっています。しかし、「あくびが止まらない」

「頻繁にあくびが出てしまう」といった状態なら、それは体が発する危険信号かもしれません。
考えられる危険な状態は、以下の2つが挙げられます。

・環境

通常の外気の酸素濃度は20・9%と言われており、これが閉め切った部屋では20・6%まで下がります。さらに、満員電車や狭い部屋などに多くの人が密集すると、20%程度にまで下がります。

一時的には問題ありませんが、長時間にわたって酸素濃度が低い環境に身を置いていると、酸欠状態になりあくびが頻発しやすくなります。

・体調不良

貧血や起立性低血圧など、脳へ送られる酸素の量が低下する病気を患うと、頻繁にあくびが出るようになることがあります。

人間の身体は、血中酸素濃度が97%程度で維持されることが理想です。しかし、酸欠体質の人は、血中酸素濃度が94~95%程度になっています。

そうなると、あくびが出る、眠い、だるい・疲れやすい、集中力が続かない、目がかすむ・

ぼやける、頭痛といった症状が出てきます。

また、あまり酸欠状態が長く続くと、脳梗塞や脳卒中、目の病気などの深刻な疾病のリスクも高まります。

■酸欠状態から脱する方法

①体を動かす
長い時間同じ姿勢でいると、血行が悪くなって身体を巡る酸素量が減少します。最適な血行を維持するには、小まめに立ち上がる、歩くなどして適度に身体を動かすことが必要です。

また、スポーツの試合など緊張するような運動をすると呼吸が浅くなってしまうこともあります。呼吸が浅いと、一度の呼吸で体内に取り込む酸素量が少なくなってしまうため、ストレッチなどリラックスしてできる運動を取り入れることが大切です。

②深呼吸をする
深呼吸をすると、体内に多くの酸素を効率的に取り入れることができます。

ゆっくりと息を鼻から吸ってお腹をたっぷり膨らませ、またゆっくりと鼻（鼻が通りにくいときは口）から息を吐き出し、お腹をへこませていきましょう。

腹式呼吸を繰り返すと、リラクゼーションの効果もあります。

◎おすすめの腹式呼吸

鼻から4秒かけてゆっくりと息を吸い、そのまま4秒息を止める、その後4秒かけて息を吐くのを繰り返してみてください。

朝晩に加え、仕事の合間などの気分転換に、お腹までたっぷり息を吸い込む深呼吸を5回程度繰り返すと、体中に酸素が行き渡り、酸欠状態の改善を助けます。

■鼻呼吸と口呼吸〜脳の酸欠に注意〜

脳はコンピューターのようなものです。コンピュータは使っていると熱を帯びてきますよね。同じように脳も使うと熱を持つので、定期的に冷やす必要があります。その方法が、鼻呼吸なんです。

鼻から吸った空気は、脳を冷やしながら体内へと巡ります。脳を冷や

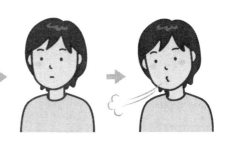

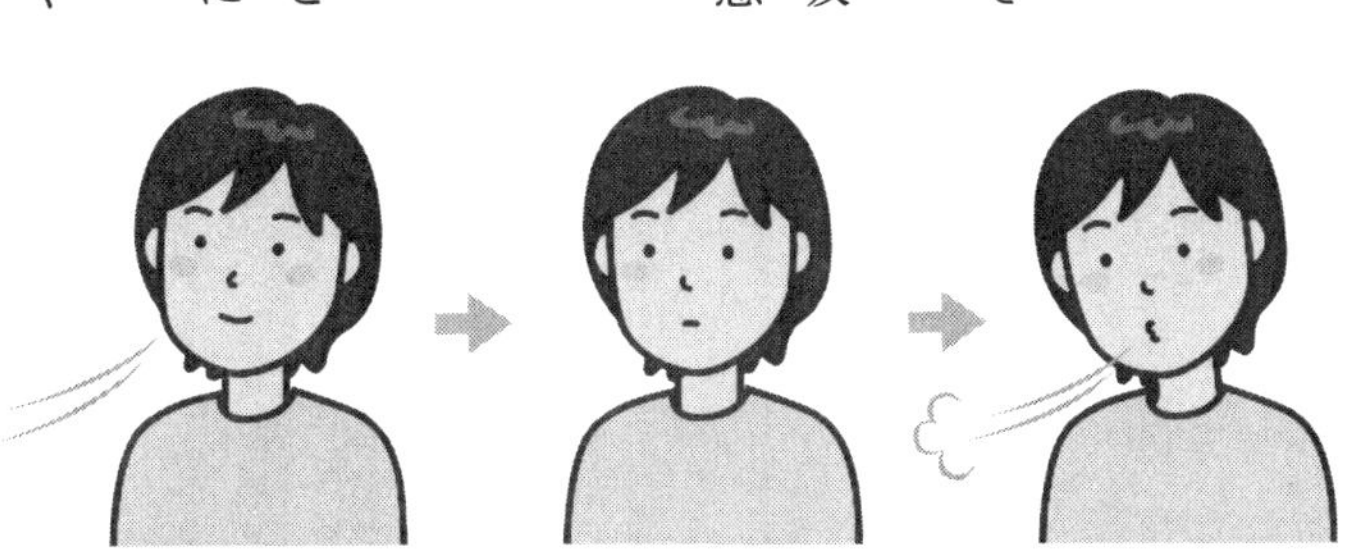

すために鼻呼吸は必要不可欠なものなんです。

鼻呼吸では酸素の90％が脳に送られますが、口呼吸では40％ほどしか脳に届きません。そのため、口呼吸だと脳の酸欠状態を引き起こしてしまいます。口の空いた子どもが増えていますが、それは脳が酸欠状態に陥っているからなんです。

子どもに限らず、マスクや花粉症などのアレルギーによって鼻呼吸ができなくなり、酸欠状態に陥り口呼吸をする人が増えています。これにより、集中力や記憶力の低下、頭痛、息切れ、疲労感、あくびなどにつながっているようです。放置すると免疫力の低下やひどい頭痛、嘔吐にもつながるため、意識して鼻呼吸により酸素を取り込むよう注意が必要です。

■血流改善

「健康は酸素次第」だとお伝えしましたが、その酸素を細胞に届けるのが動脈です。この動脈の流れ（血流）が悪くなると、酸欠状態に陥ります。

血流が悪くなる理由はいくつかありますが、そのうちの大きな原因は2つあります。

①骨格の歪み

②筋肉の硬直

骨格が歪むと、筋肉が引っ張られたり、捻れたりして緊張が起こります。脳に酸素を運ぶ動脈は、頚椎（首の骨）の中を通っているので、頚椎が歪むと脳への酸素が届きにくくなるので頭痛の原因になります。

また、筋肉が硬直すると、関節の動きが悪くなり、筋肉が傷つきやすくなりますし、筋肉内の水分の循環が悪くなります。筋肉は筋重量の75％～80％が水分で構成され、体内で最も多くの水分量を保持しています。筋肉が縮んだり、捻れたり、伸びたりするとこの水分量が減ってしまい、血流にも影響が出ます。

血流が悪くなり体の酸欠が起こると、「冷え」の原因にもなります。体が冷えると免疫力が下がり、どんどん負のループに陥ってしまうのです。大切なのは、血流を改善させること。そして血流を改善するためには、骨格と筋肉を整える姿勢矯正が効果的です。

頭痛や肩こりなどで悩んでる方は、血流を良くして、脳と体の酸欠状態を緩和するよう心がけてみてください。

■高血圧と頭痛

当店に頭痛で来店されるお客様の中には、「血圧が高いんです……」と悩んでいる方が多いです。だけど、そもそも血圧とは何なのか？　を知らない方が案外多いようでした。

血圧について簡単にお伝えすると、血圧とは、血管にかかる圧力のことです。血圧が上がる理由はたくさんありますが、骨格や筋肉から見た血圧が上がる理由をご説明します。

まず玄関の横などによくある、

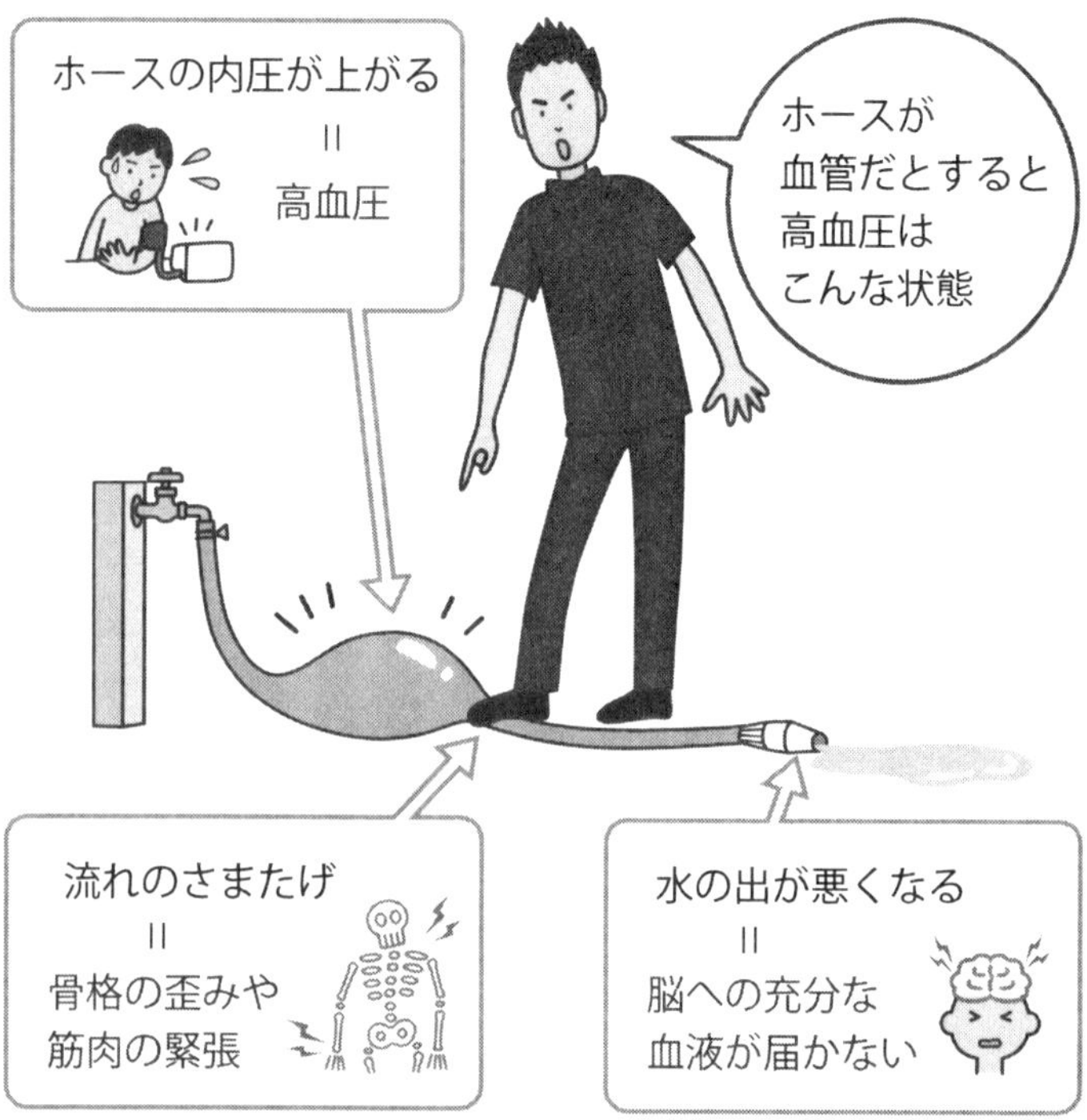
ホースの内圧が上がる
＝
高血圧
ホースが
血管だとすると
高血圧は
こんな状態
流れのさまたげ
＝
骨格の歪みや
筋肉の緊張
水の出が悪くなる
＝
脳への充分な
血液が届かない

水をまくホースとヘッドのようなものをイメージしてみてください。蛇口から水が勢いよく水が流れています。そのホースを誰かが足で踏んでしまったとします。そのまま踏み続けると、踏まれた「蛇口」側のホースは水が流れずにホースがパンパンに膨らみますよね？　これは、ホース内の圧力が上がっているということです。

そして、ヘッド側のホースは、水の流れが悪くなりますね。この蛇口が心臓、ホースが動脈、ヘッドが脳、流れる水を血液に置き換えてください。心臓からは常に血液が流れていますが、ホースを踏まれると蛇口側のホースには圧力がかかります。これが高血圧です。

また、ヘッド側のホースには反対に水が行き渡りにくくなります。つまり、脳への血液の流れが悪くなり、酸欠になって頭痛が起こる状態と同じです。このように、血圧と頭痛には密接な関係があるんです。

蛇口をひねって水の流れを緩やかにするように、心臓からの血液の流れを減らす物が「降圧剤」です。そして一番の原因となる「踏まれているホース」の部分にあたるのは、骨格の歪みや筋肉の緊張です。これは、骨格矯正や筋肉調整を行うことで、本来の血流が改善し、血管にかかる圧力が下がり脳への血流が回復します。

当店に頭痛で来店されたお客様が「血圧が下がって降圧剤がいらなくなりました」とおっしゃることがよくありますが、それは施術によって骨格矯正や筋肉調整を行い、脳への血流を緩和しているためです。

ただし、安易に自分の判断で降圧剤を断薬するのは控えてください。必ず医師の指示に従い、問題ないと診断されたときのみ断薬しましょう。

先にもお伝えしましたが、整体は民間療法であり、医療で改善が見られなかった症状に対して対処するところです。

大事なことですので改めてお伝えしますが、頭痛や肩こりなどの痛みには病気の危険が伴う場合がありますので、痛みが出たらまずは医療機関に相談することが重要です。そして、医療機関の指示に従いましょう。

医療機関で異常がなかった場合や接骨院などで改善がなかった場合に、整体やカイロプラクティックなどの民間療法に頼ってみてくださいね。

次の章では、日頃の姿勢によって頭痛や肩こり、首痛などを緩和する方法を詳しくお伝えしていきます。普段の姿勢、特に寝姿勢によって痛みのない体作りを目指していきましょう！

第2章

頭痛の専門家が教える正しい寝姿勢！「アシカポーズ」で寝て治そう

睡眠環境を整える「睡眠環境3原則」

■正しい睡眠環境が大事

体は、寝ているときに回復します。

その理由は、寝ているときに全身の力が抜けるからです。立っていても座っていても、筋肉が働き骨格の歪みを守ります。一方、寝ているときは筋肉が緩みますので、骨格が歪みやすくなります。

つまり、寝姿勢や睡眠環境が悪いと、骨格が歪んでしまうということです。この寝ている間に起こる痛みを「寝違い」と呼んでいます。一度は皆さんも経験されたことがあるんじゃないでしょうか。

睡眠環境を整えないまま寝ると、「疲れが取れない」「寝起きに体が痛い」などせっかくの体の回復の時間が無駄になってしまいます。

睡眠時間は、筋力や怪我を回復させる、姿勢を整える、脳を休ませる、血液の循環を促す、脳に酸素を送るなど、毎日の体の回復時間となります。そのため、正しい睡眠環境と睡眠姿勢を作ることが症状緩和のために最も大切です。

睡眠環境3原則

体を回復させるために重要な睡眠環境や睡眠姿勢の3つのポイントをお伝えします。

①寝初めは「仰向き」

上向きに寝ている時間に体の歪みが整い、たくさん酸素を取り込み体が回復します。就寝中は30分~1時間に1回は寝返りを打ちますので、意識できる「寝初め」の姿勢が重要になります。

仰向き寝は、ねこ背とストレートネックの改善につながる寝方で、呼吸が楽にできるようになります。また、リンパや動脈、静脈など重要な血管が通る首や胸、股関節が解放され流れが良くなります。

仰向きに寝たら、「手のひらは天井」に向けてください。胸筋が緩んで肋骨が膨らみやす

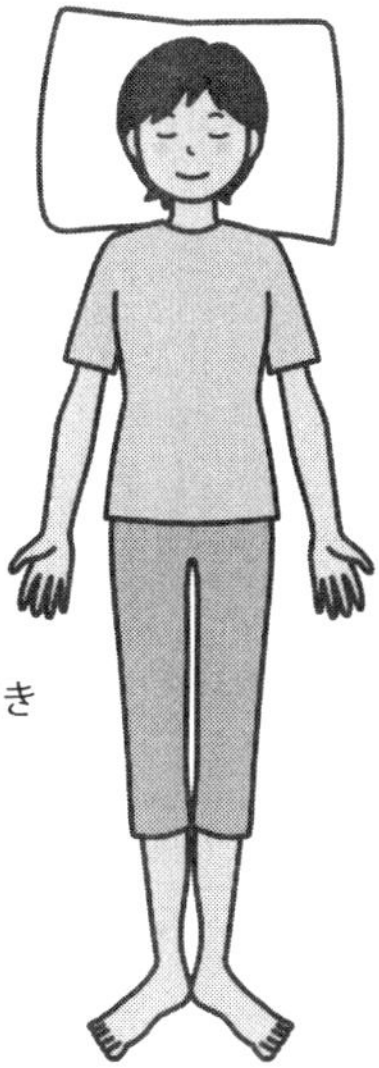

手のひらは上向き

くなり、酸素を体内により多く取り込めるようになります。また、背中に体重がかかるため、体の歪みが整います。

さらに、「足とつま先は開き」ましょう。股関節の内旋が緩和します。

②硬いところで寝る

せっかく仰向きに寝ても、布団やマットレスが柔らかいと体が沈み、筋肉が緩まらず骨格が整いません。

理想は畳の上に薄い敷布団です。

硬いところで寝ると、丸くなった背中が伸びて左右均等に体重がかかり、前後左右にねじれた筋肉のバランスが整います。

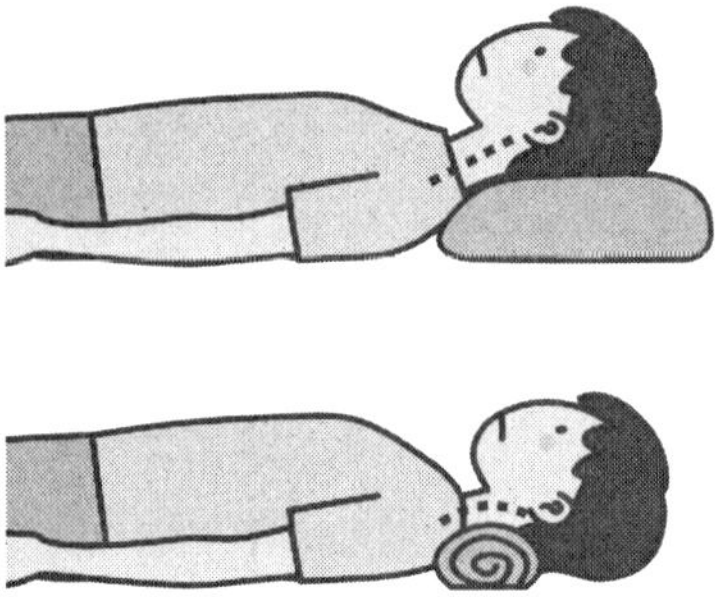

③枕で首を支える

枕は頭ではなく首を支えるためにあります。首を下から支えてあげることで、首の筋肉が緩みます。そのため、枕は首

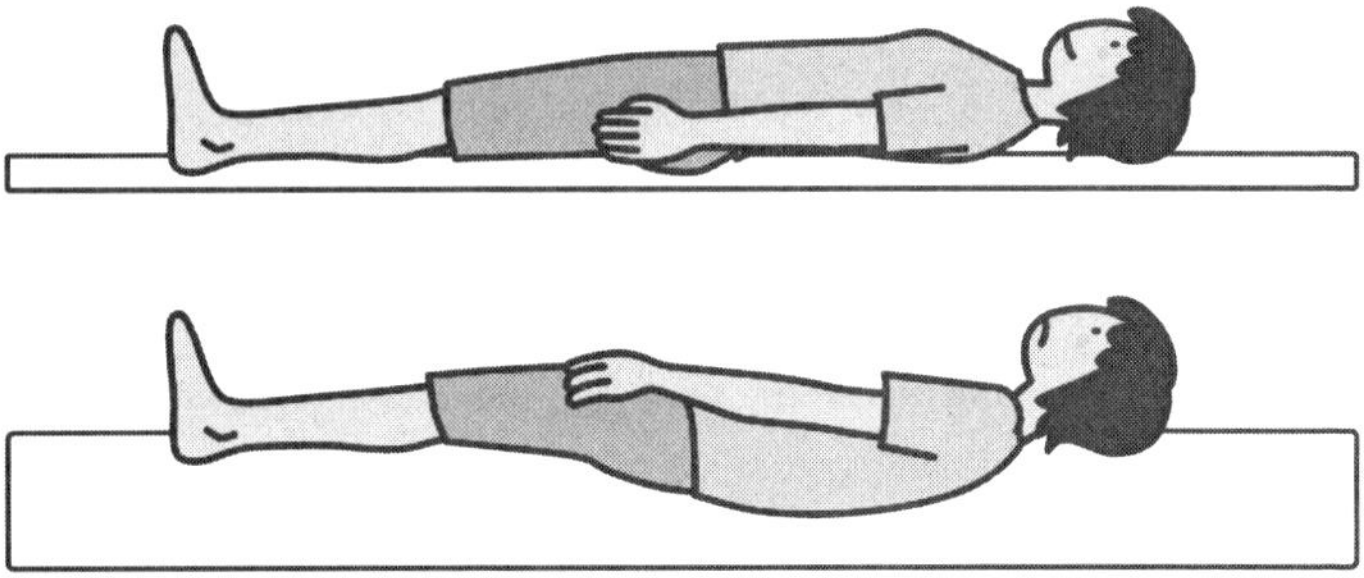

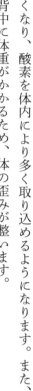

を支える形状と沈まない丈夫な素材の物を選んでください。

「枕は必要ですか？」とよく質問されますが、枕がなくても体に痛みがないなら、枕は必要ありません。一方、ストレートネックや肩こり、頭痛などがある人は症状緩和のために枕が必要です。

頭に枕を敷くと、首に隙間ができてストレートネックにつながってしまいます。首の下に枕を敷き、前弯に整えることで、ストレートネックを改善できます。

タオルマクラを作って首の下に敷くと、首の筋肉が柔らかくなるのがわかるでしょう。（タオルマクラについてはこの後詳しくお伝えします）

タオルマクラ1本で、頭痛薬いらずの体に！

■枕の役割とは？

そもそも枕には以下のような大事な役割があります。

・首を下から支え頚椎を前弯に矯正する
・首の前の筋肉を伸ばす
・首の前と後ろの筋肉を休ませる
・気道を広げ呼吸を助ける

正しい枕を使うことで、これらの効果を高めることができます。

■枕の選び方3つのポイント

それでは、形や素材などさまざまな種類の中からどんな枕を選べば良いのか、具体的に見ていきましょう。

ぜひ次の3つのポイントを抑えた枕を選んでください。

①首を乗せる部分が硬く、頭や首を乗せても形状が変わらないもの
柔らかい素材のものだと、頚椎の前弯が保てません。首を乗せても沈まないような硬い素材のものを選びましょう。

②首を乗せる部分が半円形
首に隙間ができないものが良いです。

③頭を乗せる部分はフラットな形状
寝返りを打ったときに妨げないよう、頭部分は平らなものを選んでください。

◎オーダー枕は実は危険？
自分専用にオーダーしたオーダー枕がありますが、実は頭痛や肩こりがある方にはあまりおすすめできません。

頭痛や肩こりは、体に異常があるというサインです。その異常がある状態で枕を作っても、異常な状態を維持するだけになってしまい、痛みが慢性化してしまいます。

大切なのは、首に枕を合わせるのではなく、「枕に首を合わせる」ことなんです。首の彎曲に合わせた枕を使って毎日寝ることで、首

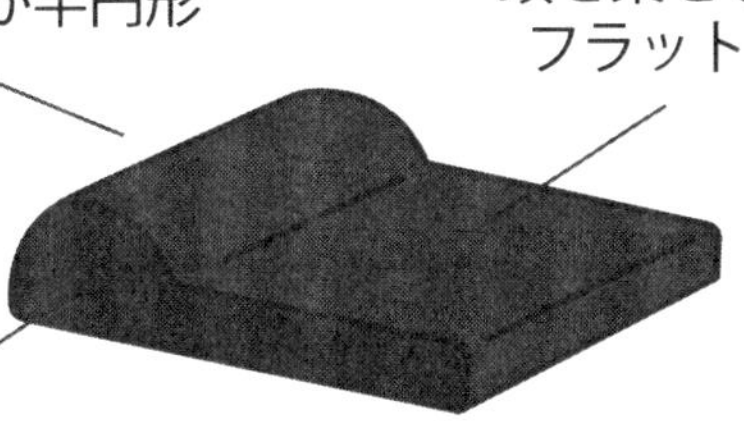

が自然な彎曲に整います。

■タオルマクラを作ろう

自分の首にピッタリと合う枕は、タオルを使って作ることができます。タオルマクラは簡単に家にあるもので作れますので、ぜひ試してみてください。

（用意するもの）
・バスタオル３種類（厚みや大きさが違うもの）
・ハンドタオル１種類
・菜箸２本
・輪ゴム３個

（作り方）
①菜箸２本にバスタオルをしっかりと巻く（ここでは試し巻き

タオルマクラ

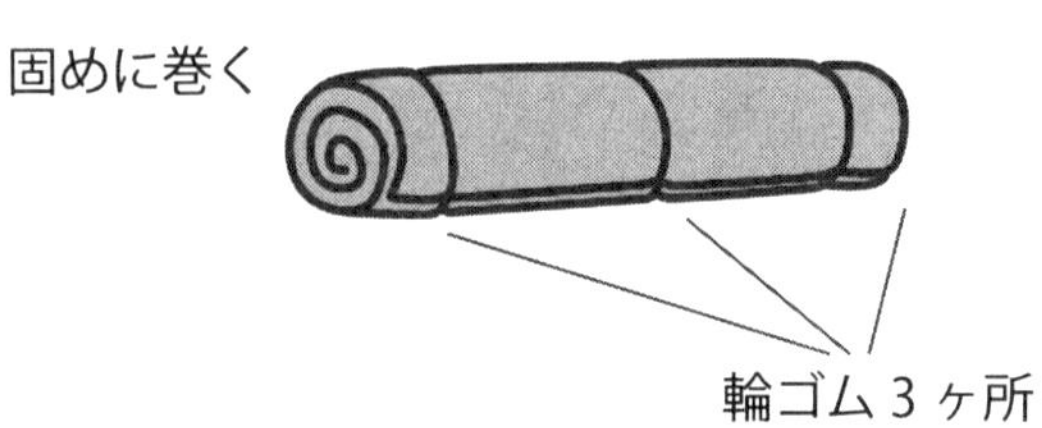

です。首に合うよう後で調整します）

②首の下に①を敷いてみて、後頭部が少し着くぐらいの高さに調整する。バスタオルを変えたり、ハンドタオルを挟んだりして、高さを調整してください

③巻きつけたバスタオルの３ヶ所を輪ゴムで留める

④再度高さを確認する

お子さんの場合は、小さめのバスタオルやフェイスタオルなどで作ってみてください。

■症状別のタオルマクラの使い方

以下のような症状があるときに、それぞれに効果的なタオルマクラの使い方をご紹介します。

・頭痛や首の痛みがある……首の下に横向きにタオルマクラを敷いて寝る
・巻き肩……肩～腰まで背骨に沿ってタオルマクラを敷いて寝る
・ねこ背……背中に横向きにタオルマクラを敷いて寝る

■タオルマクラを使おう

①筋肉の硬さを確認する

仰向けに寝ると、首の下にスペースができます。このスペースが正しい寝姿勢を妨げます。スペースがあると首を自分の筋肉で支えなければならないため、首の筋肉が硬いままになってしまいます。

まずは、首の筋肉の硬さを確認しましょう。仰向けに寝て、首の前の筋肉（胸鎖乳突筋）に触れてみてください。そして筋状に「硬くなっていないか？」「押したときに痛みがないか？」を確認してください。

②タオルマクラを首の下に敷く

タオルマクラを敷き、先ほどの筋肉の硬さ、痛みを確認してください。首が持ち上がり、支えられていると、筋肉が緩んで柔らかくなり、痛みが緩和します。

いわば、タオルマクラがない状態は「空気椅子」のイメージです。空気椅子は自分の体重を自分の筋肉で支えるのでつらいですよね。だけど、椅子に座ると体重を椅子が支えてくれるので楽になります。つまり、タオルマクラが椅子の役割をしているんです。下からの支えがあることで力が抜けて、筋肉が緩みます。

③筋肉の硬さを再度確認する

もう一度、タオルマクラを外して仰向けに寝てみてください。先ほどお伝えした首の筋肉（胸鎖乳突筋）が硬く戻るのを確認できるはずです。

空気椅子状態で寝ていても筋肉は緊張したままですが、椅子に座った状態だと筋肉はどんどん緩んでいきます。首を自分の筋肉で支え続けるのか、タオルマクラで支えてもらうのかで、朝の首の疲れ方に大きな差が出るでしょう。寝ている時間は長いですし、それも毎日のことですから、日に日に首の筋肉への負担は大きなものになっていきます。

④原因となる硬い筋肉を知る

首の筋肉（胸鎖乳突筋）が硬くなると、次のような症状につながります。

・ストレートネックになる
・首や肩に痛みが出る

・リンパの流れが悪くなり、重だるさを感じる
・あごが硬くなり口が開きにくくなる
・頭痛や頭のだるさを感じやすくなる
・呼吸が浅くなる
・睡眠の質が悪くなる
・ねこ背、巻き肩になる

などなど、これら全てが頭痛に直結します。

⑤柔らかくなっていくのを確認する

タオルマクラを敷き、10回ほど深呼吸をしてください。そしてそのまま10分ほど寝ると、胸鎖乳突筋が緩みます。その後、起き上がって首を動かしたときに、筋肉が緩んでいるのがわかるでしょう。

これを繰り返すことで首の筋肉が緩んで頭の位置が整い、ストレートネックの改善につながります。

ぜひ寝るときにはこのタオルマクラを使ってください。できれば日中も、短時間で構いませんので使うことをおすすめします。１日２回ほどタオルマクラを使って寝ると効果的です。

■どこでも寝れる体になろう

体が歪むと関節の可動域が狭くなり、動きが制限されます。
関節の可動域が正しければ、硬いところなどに仰向きで寝ても問題ありません。一方、「硬い床に寝れない……」と悩んでいる方は、体が歪んでいる可能性があります。歪みを取り、可動域を回復させればどこでも寝れる体になります。

歪みのない体を作るためには、先ほどご紹介したタオルマクラを首に敷き、深呼吸をするのがおすすめです。

また、体の力が抜けずいつも力が入っているという方は、体が歪みを支えて力んでいるからです。歪んでいるかどうかを確かめるには、目を閉じてみるとわかります。

体の力を抜けないと、寝ているときにも力が入り「食いしばり」の原因になるため、日頃からうまく力を抜くよう意識してみてください。

■体を緩めてから寝よう

寝る前にぜひ試していただきたい、睡眠効果を高めるための「体を緩める方法」や「呼吸によってリラックスする方法」をご紹介します。

①ひざパタパタ

仰向き（手のひらを天井・つま先は90度に開く）に寝て、膝を5㎝持ち上げて、力を抜いて落とします。パタパタと交互に30秒間行いましょう。

②つま先パタパタ

仰向き（手のひらを天井・つま先は90度に開く）に寝て、両方のつま先を外側にパタパタと１２０～１５０度広げます。

ひざパタパタ

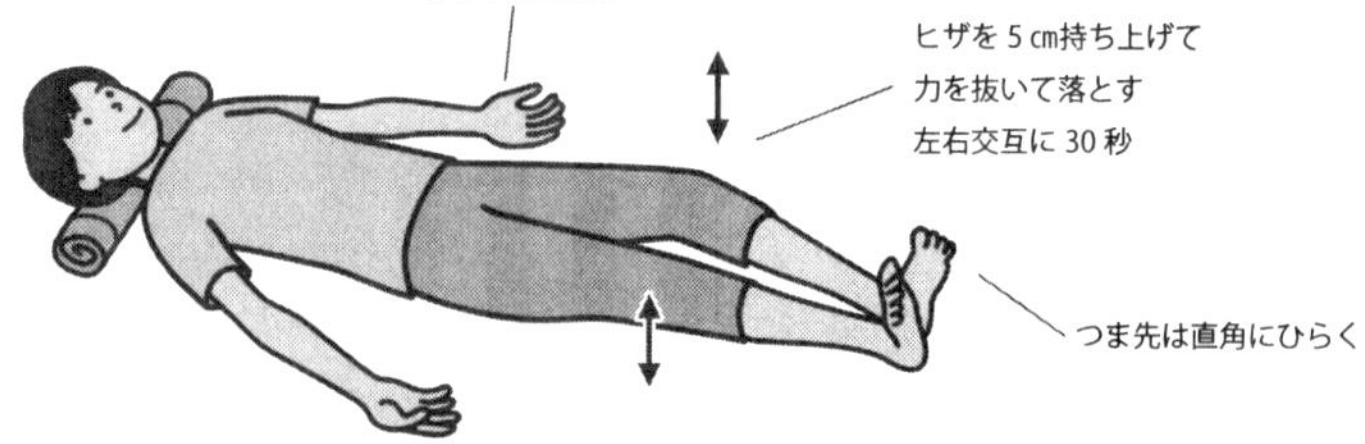

手のひら上向き
ヒザを5㎝持ち上げて
力を抜いて落とす
左右交互に30秒
つま先は直角にひらく

③耳たぶクルクル

耳たぶを軽く持ち、後ろ回しにクルクルと30回まわします。

つま先パタパタ

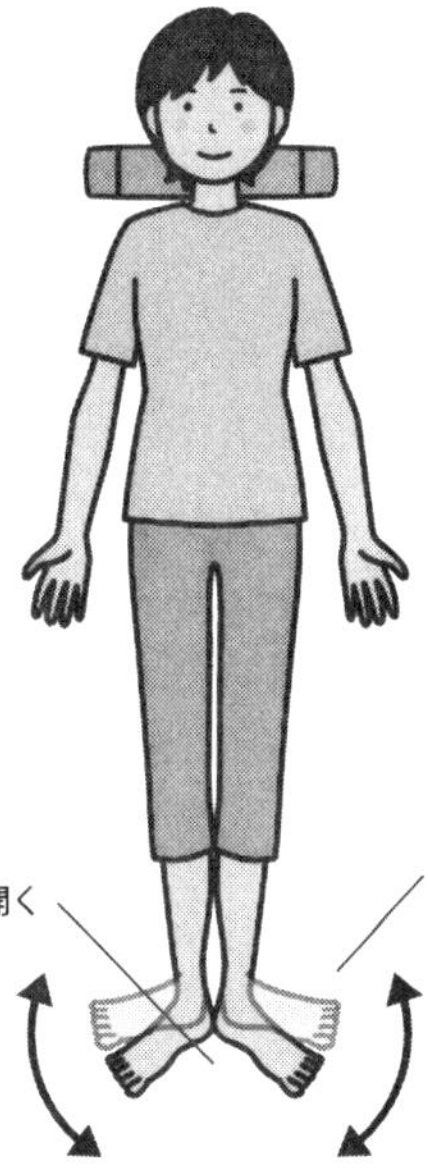

耳たぶクルクル

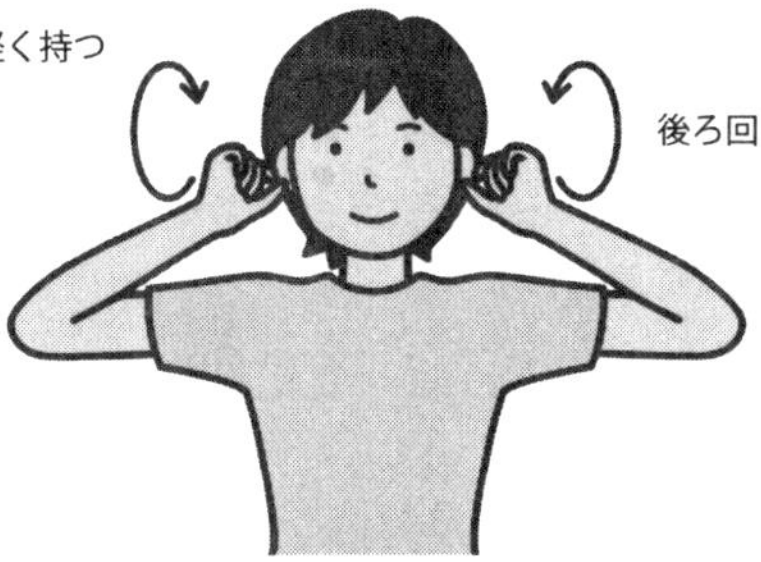
耳たぶを軽く持つ
後ろ回しにクルクル30回

④肩クルクル

仰向き（つま先は90度に開く）に寝て、ひじ・脇を90度にします。手のひらは耳の方向へ向け、ひじを後ろ回しに30回まわします。

⑤あごカクカク

仰向き（手のひらを天井・つま先は90度にひらく）に寝て、あごを前後10回、左右10回動かします。

肩クルクル

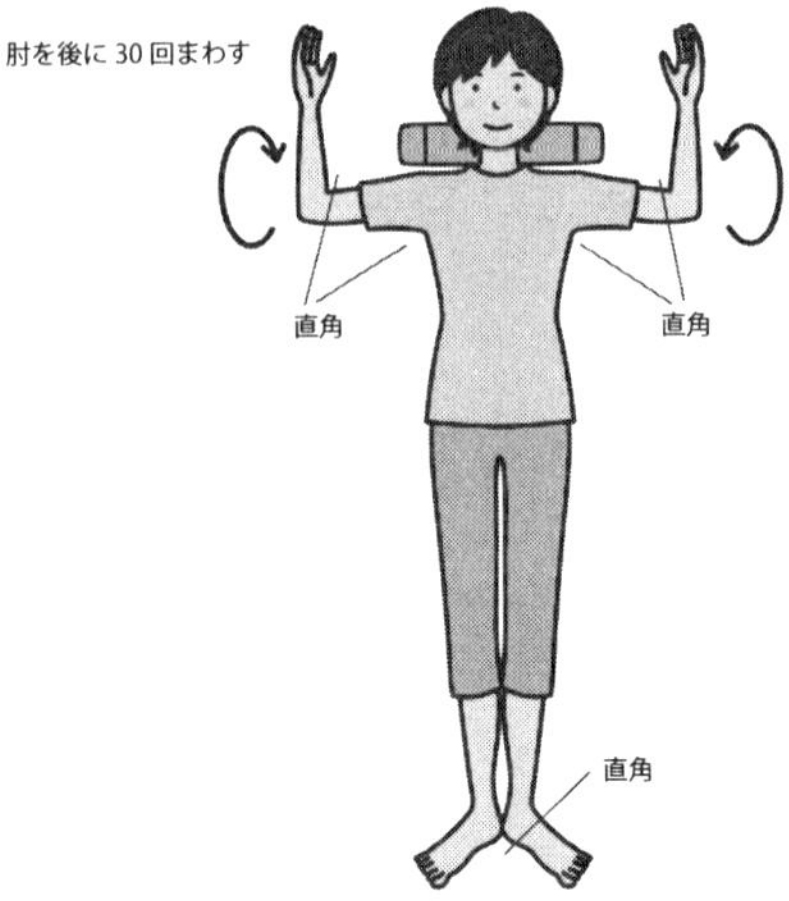

あごカクカク

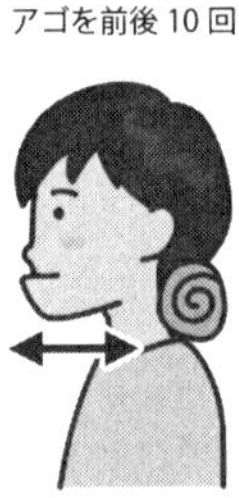

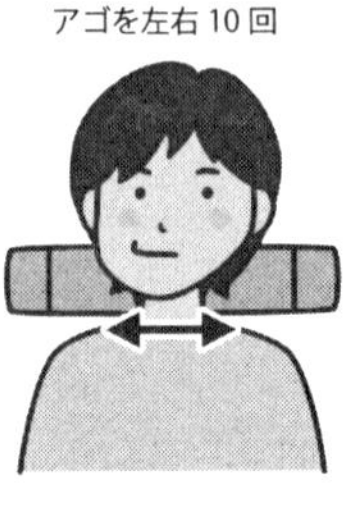

■呼吸法で体を緩めよう

呼吸には2種類あります。

一つ目は胸式呼吸で、これは吸い込んだ息で肺を膨らませる、日常的に無意識に行っている呼吸です。もう一つは腹式呼吸。吸い込んだ息を下腹部に送ります。

腹式呼吸をすると副交感神経が優位になり、就寝前にリラックス効果がもたらされます。

寝る前に意識して下腹部を膨らませる腹式呼吸をすることで、体だけでなく心も緩みます。

さらにおすすめしたいのは、この腹式呼吸を「鼻呼吸で行う」こと。口呼吸では脳に酸素が40％しか行き渡りません。鼻呼吸だと90％もの酸素が脳に送られるため、脳と体の環境が整います。

図解で説明！　グッチ考案「アシカポーズ」

■図解！　アシカポーズとは？

　ここでは、寝るだけで頭痛緩和に効果的なポーズをご紹介します。

　寝るだけ……と言っても寝ているときは寝返りを打つし、寝ながらそのポーズをキープできないんじゃないかと思われる方も多いでしょう。でも、大丈夫です！ここでご紹介するポーズは、寝初めだけで良いんです。

　寝初めに以下の5つのポイントを抑えるだけで効果を得られます。やってみるとわかりますが、このポーズ……まるで「ア

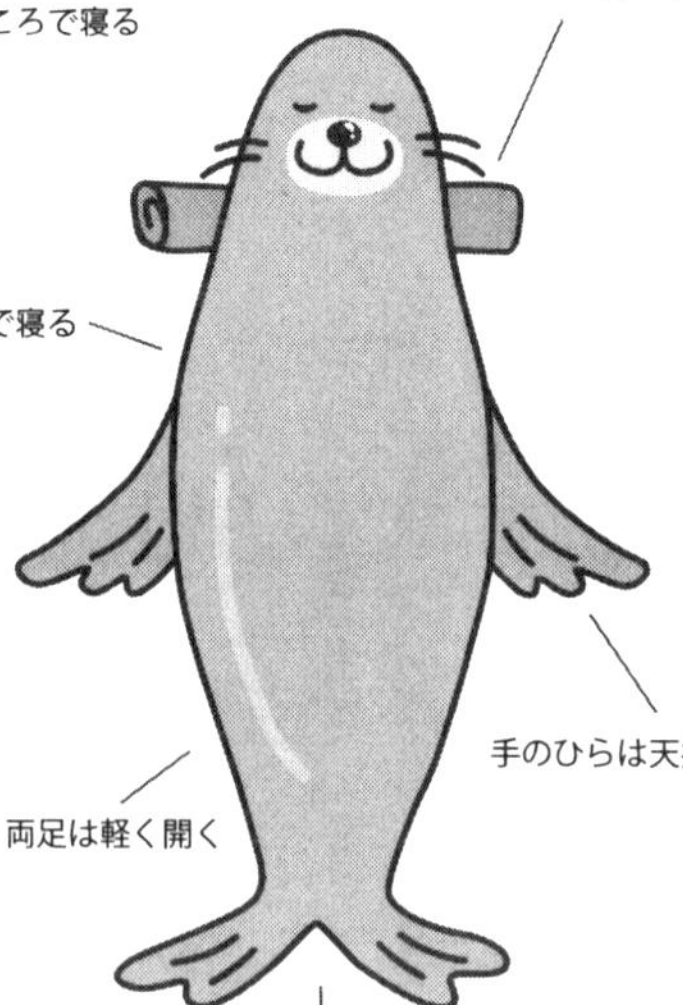

硬いところで寝る
タオルマクラを首の下に敷く
仰向きで寝る
手のひらは天井に向ける
両足は軽く開く
つま先を90度以上ハの字に開く

シカ」が寝ているような姿勢なんですよ（笑）。そんなわけで、グッチ考案のこの寝姿勢、「アシカポーズ」と名付けることにしました。

寝るだけラクチンなこのポーズですが、実はその効果は頭痛緩和にとどまりません。本当に寝るだけでいいの？　と驚かれる方も多いと思います。はい、本当に寝るだけで良いんです！

それでは、グッチ考案の「アシカポーズ」、ぜひ試してみてくださいね。

（アシカポーズの作り方5つのポイント）

①タオルマクラを首の下に敷いて仰向きで寝る
②硬いところで寝る
③手のひらは天井に向ける
④両足は軽く開く
⑤つま先を90度以上「V」の字に開く

■アシカポーズによる効果

寝るだけラクチンなアシカポーズには、以下のように痛みや症状に対する効果と、見た目など美容面に対する効果の両方を期待できます。

〈痛みと症状の緩和・予防〉

①頭痛の緩和
タオルマクラを使うことで頚椎が前弯し、血流と気道を確保し酸素を脳や体に届けることができ、頭痛の緩和につながります。

②血流改善・リンパ開放
上向きに寝ると体の左右のバランスが整い、首前、胸筋、股関節周辺が緩み、動脈やリンパの流れが良くなります。

③脳と体の回復

肋骨が広がり体内に酸素がたくさん取り込まれ、脳や体の細胞に行き渡ることで脳と体が回復します。

④筋肉の休息

全ての筋肉が緩み、頚椎は前弯、胸椎は後弯、腰椎は前弯の背骨本来の弯曲になります。特に上半身を支えている腰への負担が立位の4分の1になります。

⑤四十肩や腱鞘炎の緩和と予防

四十肩は巻き肩が原因で起こります。肋骨と胸筋が緩むことで、肩が下がり本来の位置に戻ります。腱鞘炎は、腕の内側筋肉（屈曲する筋肉『屈筋』）が捻れて縮むことが原因で起こります。手のひらを天井に向けることで、腕の屈筋が伸ばされ腱鞘

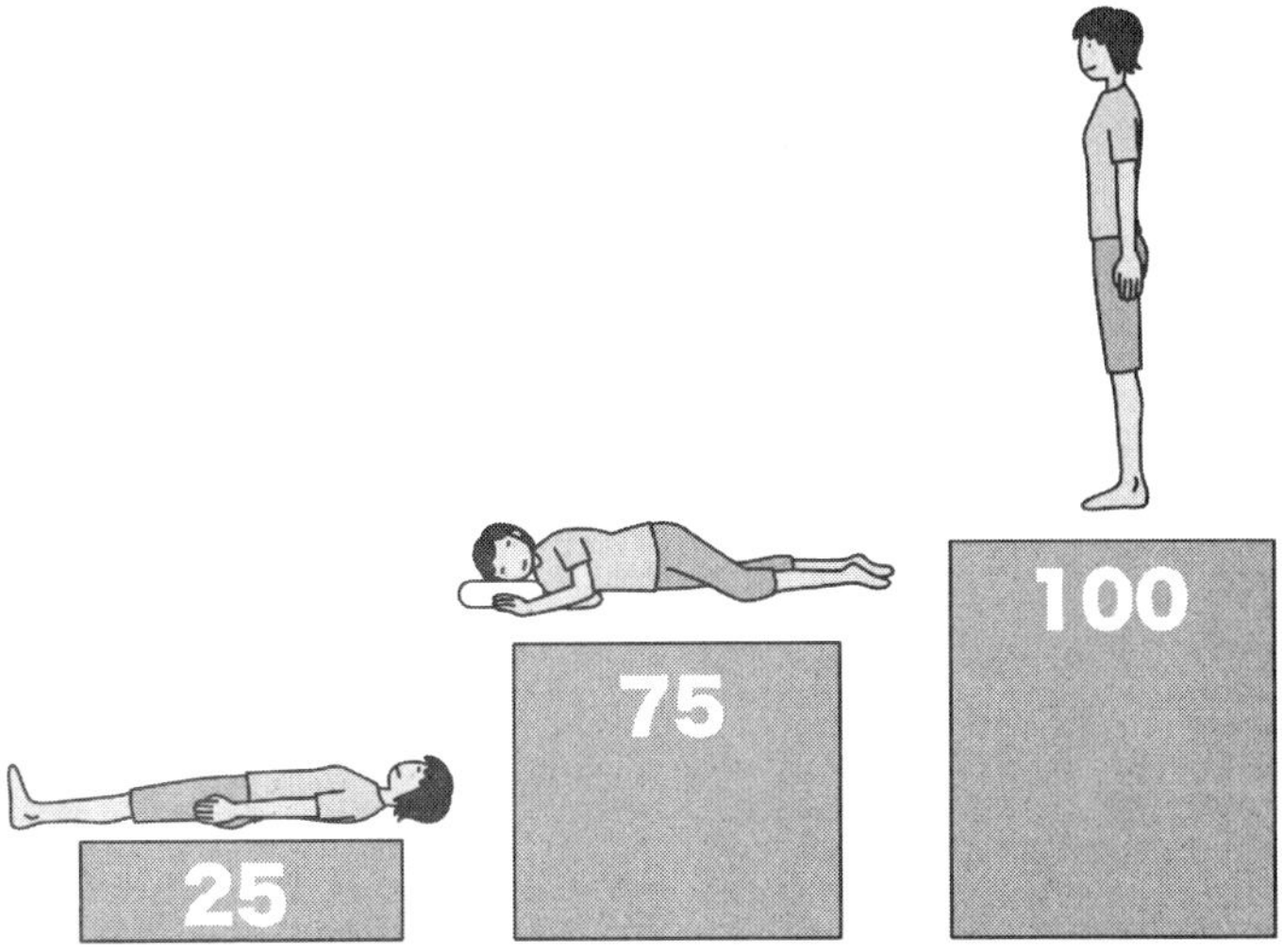

炎が緩和します。

⑥内臓機能の回復

肋骨がない腹部は、ねこ背になると筋肉が縮みやすくなります。縮んだ筋肉が内臓の働き（腸の蠕動運動など）を邪魔してしまいます。アシカポーズで寝ると、腹筋が緩み内臓機能が回復します。

⑦側弯や骨盤の傾きを矯正

背骨・骨盤の前後左右の傾きが整い、側弯や骨盤の傾きが矯正されます。

⑧股関節痛や膝痛の緩和と予防

女性に多いのですが、股関節が内旋（内股）が原因で股関節や膝の痛みが起こりやすくなります。つま先を広げると股関節が外旋（ガニ股）になり、股関節が正常な状態になります。

〈見た目（美容面）への効果〉

①ねこ背の緩和

日常の作業のほとんどが腹筋を縮め、背中を丸くするねこ背姿勢になりがちです。アシカポーズで寝ると、丸くなった背中（過後弯）を自重によって元の状態（後弯）に戻すことができます。

②ストレートネックの緩和
ストレートネックは頚椎の前弯が不足し頭が前に倒れてしまう姿勢です。タオルマクラが頚椎の前弯を整えストレートネックが緩和します。

③巻き肩の緩和
胸筋などが縮み肩が前に倒れる姿勢が巻き肩です。アシカポーズで正面の筋肉が緩み、肩が元の位置に戻ります。

④内股の緩和（O脚・X脚）
股関節が内旋することで起こるO脚・X脚は、アシカポーズによって股関節の内旋筋が緩み、症状を緩和できます。

⑤顔のたるみ、歪みの予防

ストレートネックになると首前の筋肉が縮み、顔の筋肉を引っ張るためたるみの原因になります。また、横向き、うつ伏せの寝姿勢は、顔の片方に自重がかかり顔（あご「顎関節」）が歪んでしまいます。アシカポーズは、ストレートネックを緩和し、あごの歪みを予防することができます。

⑥首のシワの予防
タオルマクラで首を下から支え首の前を伸ばすため、首のシワの予防になります。

⑦バストアップ
乳房は肋骨に乗っています。アシカポーズで寝て、大きな呼吸をすることで、肋骨の上部が膨らみバストアップします。

⑧ウエストの引き締め効果
肋骨は動きやすく、肋骨の上部が膨らむことで肋骨下部は引き締まり、ウエストがくびれます。

⑨外反母趾、巻き爪の予防

股関節の内旋が緩和し、足裏の接地箇所（かかと〜母指球）が整い、親指に力が入るようになります。これにより、外反母趾、巻き爪の原因となる「浮指」が緩和されます。

■仰向きがつらい場合の方法

仰向きになったときに以下のような症状が出る人は、バスタオルを追加したり、タオルマクラの位置を変えたりして対処してみましょう。

①腰が痛い
腰が反りすぎていることが原因です。膝の下に畳んだバスタオルを敷き、膝を少し持ち上げ腰の反りを軽減させてください。

②四十肩など肩が痛い
肩が浮くことが原因。肘から手の下に折りたたんだバスタオルを敷き少し持ち上げた状態にすると、肩が下がって巻き肩が軽減します。

①②の症状に合わせてバスタオルの位置を変え、そのまま寝ます。

③背中が痛い
タオルマクラを縦向きに置き、背中に（背骨に沿わせて）敷きましょう。

④首が痛い
タオルマクラを横向きに置き、首の下に敷きましょう。

③④の症状に合わせてタオルマクラの位置を変え、その状態を5分キープしながら深呼吸を繰り返します。その後、タオルマクラの位置を首に戻してから寝ます。

これに加えて、前述している「体を緩めてから寝よう」の方法を取り入れてからアシカポーズを行うと、さらに効果的です。

■みんなねこ背
パソコンやスマートフォン、料理や掃除などの家事……こういった人間が行う日常の作業のほとんどは、体の正面側を使って行います。そのため、正面の筋肉（首前・胸・腕・腹・股関節・手のひらなど）を縮めることが多くなり、正しい対処をしないままでいると、人間はみんなねこ背になってしまいます。

このねこ背がとてもやっかいで、首前の筋肉が縮むとストレートネック、胸筋が縮むと巻き肩、腹部周辺の筋肉が縮むと丸腰、股関節周辺の筋肉が縮むと反り腰になってしまいます。腕や手首、手のひらなどの筋肉が縮むと、腕や手首の捻れの原因になります。

そして、ストレートネックが頭痛や首の痛み、肩こり、巻き肩が四十肩、丸腰がギックリ腰、反り腰が慢性腰痛、腕や手首の捻れが、腱鞘炎や腕のしびれなどの痛みを引き起こします。このやっかいなねこ背がさまざまな症状の原因になっているんです。

このねこ背を解消する方法がアシカポーズです。自分の立ち姿勢を鏡に映して、ねこ背になっていると感じたら、ぜひ先述したアシカポーズを参照してくださいね！

頭痛と睡眠の関係

■頭痛と睡眠の関係

睡眠は頭痛ととても密接な関係にあり、頭痛緩和のためには心と体を休めて、脳と体にたくさん酸素を送り回復させる必要があります。

僕のところに来られる頭痛のお客様も、その半数以上に睡眠障害があります。「寝ても疲れが取れない」「眠りが浅い」などといった症状を訴えられる方が多いです。

頭痛を緩和させるには、睡眠環境を整えて、睡眠時間を伸ばし、睡眠の質を上げていくことも重要です。

〈睡眠と頭痛の関係〉

睡眠と頭痛には大きな関係があります。睡眠姿勢や睡眠時間などによって、頭痛のリスクが変わります。

頭痛を緩和、予防させるためには、睡眠時間、睡眠の質、睡眠環境の3つが重要なポイントになります。

睡眠は、体の力を抜いて休め、回復へとつなげる大切な時間。このタイミングにいかに脳と体に酸素を送り回復させるかが、頭痛緩和や心身の回復において重要となります。特に、朝起きたときから頭痛がある人は、睡眠環境に問題がある場合がほとんどです。

寝ているときに起こる症状である歯ぎしりや食いしばりは、頭痛に大きく関わってきます。歯ぎしりや食いしばり、足がつる理由は睡眠環境にあります。人は、通常立っていても座っていても体に力が入っています。寝るときには力が抜けていますが、もしそのときに「縮んだままの筋肉」があれば、緩んだ筋肉が引っ張られ、力が入っている筋肉がさらに縮みます。それにより、歯ぎしり、食いしばり、足がつるなどの症状が起こるのです。

一度足がつると睡眠時間が減り、睡眠の質が悪くなります。また、歯ぎしりや食いしばりはあごにずっと力が入り、顎関節や首周辺の筋肉を縮めてしまいます。こういった問題のある睡眠環境によって、頭痛が引き起こされるのです。

〈寝不足による頭痛〉

寝る姿勢が悪かったり睡眠不足になったりすると、筋肉が緩まず、常に緊張した状態になります。筋肉のこわばりが、肩こりや首周囲の筋肉のコリを引き起こし、緊張型頭痛の原因になります。疲れが取れずストレスも加わり、吐き気やめまいを伴う人もいます。


〈寝すぎによる頭痛〉

寝すぎると副交感神経が優位になり、脳内の血管が拡張します。起床時に血流が増加しますが、流れの悪い箇所があると堰き止められてしまい、血管が膨れて片頭痛の原因になります。また群発頭痛も睡眠中に起きることがあります。

■睡眠の重要性

〈睡眠とストレス緩和〉

眠りの前半の5～6時間に肉体の疲労が回復し、後半にストレスが解消されます。そのため、毎日の睡眠時間が5～6時間の人は、知らぬ間にストレスを蓄積してしまっていることになります。


〈黄金の90分〉

寝初めの90分は特に重要です。この90分は寝返りも減り、寝ている時間の中で最も深い睡眠（ノンレム睡眠）がとれるので「黄金の90分」と呼ばれています。この深い睡眠時間の際の姿勢がとても大切です。寝初めは仰向き（アシカポーズ参照）で寝るようにしましょう。

〈睡眠の役割〉

睡眠はノンレム睡眠とレム睡眠を交互に繰り返します。ノンレム睡眠は大脳を休ませる深い眠り、レム睡眠は夢を見る浅い眠りです。

睡眠には、以下のような多くの役割があります。

・脳や身体の疲労回復

睡眠の持つ代表的な役割は疲労回復効果です。脳や体は活動によってその働きが鈍くなります。そこで、睡眠をとると再び活動できる力を回復します。深い眠りに入るノンレム睡眠が長いほど、疲労回復しやすくなります。「寝る子は育つ」ということわざがありますよね。これも、ノンレム睡眠に入ることで成長ホルモンが多く分泌する効果からきているといいます。

・記憶の整理や定着

睡眠には、日中活動における体験を整理して、脳に記憶させる役割があります。深い眠り「ノンレム睡眠」のときに記憶の整理、浅い眠り「レム睡眠」時に記憶の定着を行います。
まとまった睡眠時間を確保することで、人の持つ記憶能力を活かすことができます。

・細胞の修復、成長

睡眠中は、人が生きるうえで大切な細胞の修復、成長をしています。細胞の修復、成長に必要となるのが「成長ホルモン」です。成長ホルモンが、日中活動で消耗し傷ついた細胞の修復や細胞分裂を促し、新たな細胞を作り出しています。

睡眠不足になると、成長ホルモンの分泌が十分に行えず、細胞の修復、成長ができません。また、免疫細胞が減少する原因につながり、病気になるリスクが高くなります。

〈自律神経を整える〉

自立神経は、交感神経と副交感神経からなります。

交感神経とは、身体活動を活発にさせる神経です。副交感神経は、交感神経とは反対に体をリラックスさせる神経です。

交感神経と副交感神経は、互いにバランスを取り合っています。しかし睡眠不足が続くと交感神経と副交感神経のバランスが乱れ、「寝たいときに寝れない」「頑張りたいのに眠たい」など、自分の体をコントロールできなくなる「自律神経失調症」になることもあります。
睡眠不足を感じる前に、意識的に睡眠時間の確保を心がけましょう。

〈適切な睡眠時間は？〉

人間にはどれぐらいの睡眠時間が必要なのでしょうか？

日本人の平均睡眠時間は6～8時間といわれていますが、適切な睡眠時間の量については個人差があります。日中に快適に活動できることを目安に、適切な睡眠時間を自分で見つけましょう。

〈睡眠不足を実感〉

厚生労働省の調査データによると1日の平均睡眠時間は「6～7時間」の割合が最も高いことがわかっています。また平均睡眠時間が「6時間以下」の割合は、男性37・5％、女性40・6％となっています。

睡眠の質については、男女共に約70％の方が睡眠に対する不満があることがわかりました。

睡眠の不満を感じている方の回答は「日中眠気を感じる」「夜に目が覚める」「睡眠の質が悪いと感じる」でした。

〈脳を休めてストレス解消〉

睡眠時間は、脳を休めてストレスを解消するために最も重要な時間です。体の疲れは横になればある程度緩和されますが、ストレス解消の基本は睡眠です。良質の睡眠をしっかりとっていれば、少々のストレスがあっても、心も体も健康を保てます。それほど睡眠は大切なのです。

〈脳のお掃除〉

睡眠中は脳の老廃物を除去するメンテナンスの時間にもなります。体内の老廃物はリンパ系に集まり、体を循環して尿として排出されます。脳にはリンパ系が通っていません。その代わりに脳脊髄液があり、老廃物を洗い流しています。老廃物の除去は日中に活動している時間にも行われますが、睡眠中にはこの働きが4～10倍になります。

睡眠を十分にとらないと、この活動を逃してしまい、老廃物はどんどん溜まっていくことになります。しっかりと老廃物を除去するためにも睡眠は重要なのです。

〈認知機能の低下〉

先述したように、私たちの脳は常に脳内の有害物質を排除していますが、睡眠時間はこの働きが最も活発になります。有害物質の１つが「アミロイドβ（ベータ）」で、このタンパク質はアルツハイマー病の原因物質であると考えられています。

睡眠時間が短くなると、この有害物質が排除されない環境が続き、忘れや認知機能の低下が引き起こされるのです。


〈睡眠時間とその他の病気〉

睡眠不足の蓄積が、がん、糖尿病や高血圧などの生活習慣病、うつなどの精神疾患、認知症など、さまざまな病気の発症リスクを高めます。

米国の大規模調査では、睡眠時間が7時間の人が最も死亡率が低く長寿だというデータがありました。短い睡眠が健康にとってリスクがあるものだというのは理解できるかもしれませんが、8時間を超える睡眠時間の人も、死亡リスクが上昇するという結果が出ています。

実際に睡眠時間を調べた数々の論文をまとめたデータによると、夜間の睡眠時間は10歳までは8～9時間、15歳で約8時間、25歳で約7時間、45歳で約6・5時間、65歳で約6時間と、加齢とともに必要な睡眠時間が少なくなるということが報告されています。


〈睡眠不足のサイン・症状〉

睡眠不足のサイン症状には、主に以下のような特徴があります。

・目覚めが悪い
・日中でも眠い
・身体がだるい
・やる気が出ない
・イライラする

慢性的な睡眠不足が続くことで、脳や身体に影響が及び、このような症状が起こりやすくなります。

〈睡眠不足による影響〉

睡眠不足は心身の健康に大きな影響を与えるということは、ここまでお伝えしておわかりいただけたかと思います。

脳や身体の疲労回復が十分でないため細胞の状態も悪くなり、病気になりやすい体質になってしまう可能性があります。

睡眠不足による心身に対する主な影響には、以下のようなものがあります。

・多くの病気の原因になる

睡眠不足は、生活習慣病の原因になる可能性が高いといわれています。生活習慣病（糖尿病など）の方の多くが、不眠症や睡眠時無呼吸症候群の睡眠障害を引き起こしているようです。認知症やうつなどの深刻な精神疾患や、脂質代謝が落ちることで、脂質異常症になるリスクも高まることがわかっています。

・免疫力の低下

人は睡眠によって免疫細胞を活性化させています。免疫細胞は体内に侵入するウイルスに対して攻撃する働きがあります。しかし、睡眠不足に陥ると免疫細胞が弱くなり、免疫力の低下につながります。免疫力が低下すると、風邪などの感染症に罹るリスクが高まってしまいます。

・認知機能が低下する

睡眠不足は脳の認知機能を著しく低下させるようです。認知機能の働きが弱まると、集中力や判断力の低下によるミスが増えます。

また、日中頭がボーッとするなどの症状を引き起こし、仕事や日常生活への影響が大きくなります。睡眠不足は日中活動のパフォーマンスを大幅に下げてしまうため、生産性の低い活動を強いられてしまいます。

英科学誌「ネイチャー・コミュニケーションズ」は、中高年が睡眠時間6時間以下だと認知症のリスクが30％高まるという調査結果を発表しています。

・肥満になる

睡眠は身体の消化器系や新陳代謝にも大きな影響を与えます。消化器や新陳代謝は、飲食におけるエネルギーを効率的に変換する役割を持つもの。そのため睡眠不足になると、消化器系の活動や新陳代謝の働きがにぶくなってしまいます。新陳代謝は時間が経つほど体重増加を増長させる原因となります。

また、脳が十分に休んでいない場合は、食欲を司る神経にも異常をきたし、食欲増加を引き起こすことがあります。この悪循環によって、睡眠不足は肥満になるリスクを高めるのだと考えられています。

〈睡眠不足を解消するには〉

睡眠不足を解消するためには、基本的に現在の生活習慣を改善する必要があります。主に以下の生活習慣を心がけてください。

・朝に太陽の光を浴びる

起床時にカーテンを開けて太陽の光を浴びることで、体内時計のリズムが整い、夜になると眠くなる習慣になります。

・規則正しく食事をとる

規則正しい食生活を送ることにより、生活リズムが整います。栄養をきちんと摂らなければエネルギー不足となり、睡眠に影響を与える可能性があります。また、就寝前に食事をすると消化活動が行われ、質の良い睡眠を得ることができなくなるため注意してください。

・規則正しい睡眠をとる

睡眠のタイミングを決めているのは体内時計です。ホルモンの分泌を調整して睡眠に備えてくれています。そのため、休日でも早起きをして、平日と変わらない生活習慣を心がけましょう。その意識を徹底すると、睡眠のリズムを一定に保つことができます。

・15分程度の昼寝

日中に眠気に襲われることがあるかと思います。可能であれば、眠気に抗わず15分程度の昼寝をしてください。ただし、昼寝の時間は15分程度に留めましょう。もしも足が伸ばせる環境にあるならタオルマクラを首に敷いて寝てください。

人は入眠すると、おおよそ30分ほどで深い眠りであるノンレム睡眠に入ります。しかし、不十分な睡眠時間で深い眠りに入ってしまった場合は、余計に眠気や倦怠感を感じてしまいます。そのため、昼寝をする場合は、完全に深い眠りに入る前に起きることが大切です。その時間がおおよそ15分程度であると考えられています。

〈睡眠不足を解消しよう〉

睡眠不足による心と体への影響は大きく、日中活動のパフォーマンスを低下させるだけでなく、感染症リスクも高くなる恐れがあります。

また、生活習慣病やうつ、認知症などの病気を引き起こす要因としても考えられています。不眠や睡眠障害を甘く見ていると、取り返しのつかないことになるかもしれません。

睡眠不足を解消するには、生活習慣の改善が大切なのです。

■頭痛とうつ

頭痛とうつには密接な関係があります。

当店に来られる頭痛のお客様の中には「うつもあって……」とおっしゃる方も多いです。頭痛がうつを引き起こすこともありますし、反対にうつが頭痛を引き起こすこともあります。

うつは、一言で説明するのはたいへん難しい病気ですが、シンプルに伝えると「脳のエネルギー（酸素など）が欠乏した状態」です。

うつは決して「気持ちの弱さ」や「努力が足りない」といったもので起こるのではありません。これは「脳の病」です。「気持ち」の問題ではなく、ストレスなどによって、酸欠脳が体に指令を送って起こる症状です。


脳酸欠は、ネガティブになります。

脳細胞は酸素がないとすぐに死んでしまいますので、たくさん酸素を必要とします。脳が酸欠だと感じたときには、ネガティブにすることで行動を抑制し、体を休ませ、脳に酸素を送ろうとします。この脳酸欠を解決しない限りネガティブは続くので、いずれ行動ができない人になってしまうでしょう。

厄介なのは、うつによる頭痛は鎮痛薬を飲んでも改善しない点です。さらに、うつなどで精神的に不安定になっているときは痛みに対して過敏になっていて、頭痛の苦しみが通常よりも増します。

頭痛などで不快な状態が続くとそれがストレスとなって精神面にも影響が出て、うつにつながることがあります。また、うつの症状の一つとして頭痛が起こることもあります。こういったケースでは、抗うつ薬などうつの治療が必要になりますから、市販の鎮痛薬で凌ぐだけでなく、なるべく早く受診することが望ましいです。


〈うつの重症度はさまざま〉

一言にうつと言ってもその症状はさまざまです。

周囲の人が気がつかない程度の「軽症」から、仕事や日常生活、他人とのコミュニケーションが困難になる「重症」なものまであります。うつの自覚があり、当店に自力で来られる方はまだ軽症と言えますが、症状が重くなるとご家族が連れて来られる場合もあります。

〈朝の頭痛はうつのサイン！〉

イギリス、ドイツ、イタリア、ポルトガル、スペインの5カ国で、朝起きたときの頭痛の有無や頻度について、専門家による電話聞き取り調査が行われました。

その結果、調査対象となった約1万9千人のうち7・6％が朝の頭痛に悩んでいました（13人に1人の割合）。また、朝に頭痛がある人のうち30％（4人に1人）は、うつでした。

もしあなたが今、朝起きたときの頭痛に悩んでいるようであれば、一度医療機関を受診してみましょう。

〈うつは増加傾向〉

ストレスが多い現代社会において、うつは増加しています。

うつの初期は、「気のせいかな？」「自分の努力が足りないのかな？」「疲れがたまっているのかな？」「体の調子が悪いのかな？」といったちょっとした疑問や自覚症状であり、そのまま良くなることもあります。

「うつはこころの風邪」と言われるのは、多くの人が経験しうる一般的なものだからかもしれません。日本においてうつは、一生の間に14～15人に1人がかかるものであり、特別な病気ではありません。

しかし、病状によっては生活への支障や自殺など、命にかかわる場合もあります。きちんと対処すればほとんどの場合は良くなるため、できるだけ早期の受診が重要です。

うつは、「こころ」と「からだ」の両方の調子が悪くなります。症状の表れ方は、一人ひとり違い、「からだ」の不調が中心になることもありますし、「こころ」の不調が中心となることもあります。

(「こころ」の変化)

- 一日中嫌な気分が続き、気が晴れない
- 動作や頭の働きがゆっくりになる
- 決断力がにぶる
- 何かをしようという意欲がわいてこない
- 気持ちが落ち着かない
- 趣味など好きなことに興味がなくなる
- 何事も悪い方にしか考えらない
- 自分はだめな人間だと思う
- 自分には生きる価値がないと思う

・死にたくなるなど

（「からだ」の変化）

・頭痛、めまい、動悸、しびれなどが起こる
・食欲がなくなる
・好きなものを食べてもおいしくない
・食がすすまないからどんどんやせる
・夜は寝つきが悪い
・夜中に何度も目が覚める
・朝は暗いうちに目が覚める
・いくら寝ても寝た気がしない
・身体がだるいなど

このうつを投薬以外で緩和する方法は、姿勢を整え、睡眠時にたくさんの酸素を体に取り入れることです。酸素を取り込み、自然治癒を促し、細胞の修復を行うことで脳と体を健康にする必要があります。

〈自然治癒力〉

私たちには自然治癒力という素晴らしい機能が備わっています。自然治癒力は、日々の不具合を回復へ導いてくれます。

日常生活の中で、不快な出来事によって、気分や食欲が落ちることもありますし、寝込んでしまうこともあります。しかし、脳のエネルギーが欠乏していなければ、自然治癒力によって、時間の経過とともに元気になるのが通常です。

〈うつにおける身体症状〉

うつの場合、身体にも以下のような症状が表れます。少しでも気になる症状のある方は、一度受診されることをおすすめします。

(うつにおける身体症状の出現率)

・不眠、睡眠障害80~100%

・食欲不振50~90%

・頭痛、頭が重いなどの症状50~80%

・体重の減少60〜70％
・めまい30〜70％
・胃痛、腹痛約40％

緊張型頭痛や片頭痛など頭痛で外来を受診している人で、同時にうつも患っているケースは少なくないようです。片頭痛や緊張型頭痛が慢性的になり、鎮痛薬を飲んでも改善されないときは、専門医に診てもらう方が良いでしょう。

片頭痛を持っている人は、そうでない人に比べて4倍もうつになりやすいと言われています。先に挙げた一覧からもわかるように、頭痛の症状はうつ患者の50〜80％の人に起こりやすくなっています。そのため、まずは片頭痛や緊張型頭痛を緩和させることが重要です。

〈頭痛とうつと自殺〉

頭痛とうつの関係はお伝えしましたが、うつと自殺にもとても密接な関係があります。とても残念でショッキングな統計をお伝えします。それは、年齢別の死因（死亡原因）のうち、「自殺」の死因の順位です。

・10～14歳2位
・15～39歳1位
・40～49歳2位

このように、どの年代も自殺は死因のかなり上位を占めています。そしてその自殺の理由の1位が、「健康問題」となっています。

この健康問題の中には、うつや精神的な苦痛などが含まれています。理由は様々ではありますが、健康問題によって毎日頭痛に悩まされると、結果的に自殺という最悪の事態を招いてしまうこともぜひ知っておいていただきたいです。

毎日頭痛に苦しむと、働けなくなります。僕自身も頭痛で働けなくなったので、苦しみは本当によく理解できます。働く意志はあるのに、頭痛のせいで何も考えられないし、立つとめまいがする……そんな状況が続くと、今度は外に出るのが怖くなります。

自然と引きこもってしまい、自然とうつになっていきます。心が痛むことで体が痛みますし、反対に体が痛むことで心が痛むこともあります。

いずれにせよ、大切なのは小さな痛みのうちに回復させてあげること。そのために僕にできることは、心身の痛みの一つである頭痛を緩和してあげることです。

安易な考え方かもしれませんが、頭痛↓うつ↓自殺の連鎖を断ち切るんだという気持ちで、皆さんの頭痛を緩和させるために施術や姿勢講座を行っています。

「頭痛ぐらい……」と軽く考えてはいけませんよ。頭痛に悩み始めたらすぐにも受診し、それでも改善しなければ民間療法に頼るなど、頭痛緩和に向けて早めに行動を起こすことが大切です。

心の問題や原因がわからないまま薬を服用し続けるなど、対処を間違えるとどんどん頭痛が悪化し、さらにはうつも発症、悪化する可能性があります。

そうならないためにも、まずはアシカポーズや睡眠環境作りなど、すぐにできる頭痛緩和方法から取り入れてみましょう。体が元気になると、心も元気になります！

第3章

「基本4姿勢」で姿勢が原因の痛みを緩和しよう～頭痛や肩こり、腰痛、首痛など～

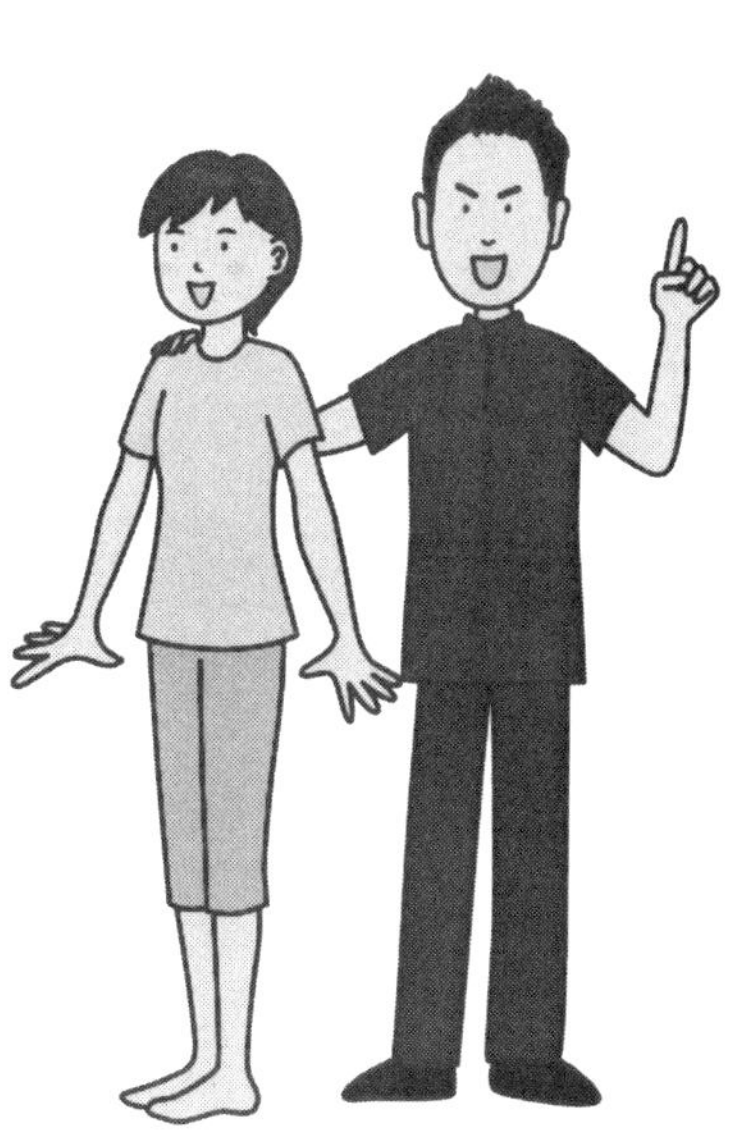

姿勢が原因の頭痛と対処法

■姿勢が原因の頭痛とは

姿勢が原因の痛みは、誰でも思い当たることがあるような、日常生活でのちょっとしたクセや長時間姿勢が歪んだままの状態などによって引き起こされます。

頭痛や首痛、腰痛、肩こり、四十肩、あごの痛み、背中の痛み、手首の痛み、股関節の痛み、お尻の痛み、太ももの痛み、膝などの痛みを、一度は皆さんも経験したことがあるんじゃないでしょうか？

頭の重さは約5 kgあり、その重さを首や肩で支えています。この頭が30度前に傾くと、首や肩への負担は3倍以上の18 kgになります。この状態が続くと、首の筋肉は緊張して硬直し、頚椎は重さにより歪みが発生します。

この頚椎の歪みが原因となって、酸素を運ぶ動脈の流れが悪くなり、脳の酸欠が起こって頭痛となります。そんなときに頭痛薬などで一時的に痛みをごまかすのではなく、頚椎の歪みを矯正して頭痛の原因を根本から取り除くことが重要です。

ここでは頭痛について掘り下げますが、日常生活の良くない姿勢によって頭痛が引き起こされる原因としては2つ挙げられます。

それは、①頸椎の歪みと②胸鎖乳突筋の収縮です。これらによる2つの頭痛は、併発する場合もあります。

それぞれについて詳しく見ていきましょう。

①頸椎の歪み

頸椎の歪みが原因による頭痛は、以下のような姿勢が続くことで引き起こされます。

・事故や頭をぶつけるなど頭への衝撃
・ピアノや読書など下を向く作業が長い
・高枕で寝ている
・低反発枕で寝ている
・横向きに寝ている
・頭を前に引っ張るストレッチをする

・胸を張って（背筋を伸ばして）座り首だけ前に倒して作業をする
・電車やソファで居眠りをする

このような姿勢によって頚椎が歪むと、脳へと酸素を運ぶ動脈の流れが滞り、脳が酸欠状態になってしまいます。そのせいで後頭部から前頭部（目の奥）にかけてズーンと重い痛みが走る頭痛が起こります。悪化すると、吐き気やめまいなどを併発することもあります。

②胸鎖乳突筋の収縮

胸鎖乳突筋の収縮による頭痛は、たとえば以下のような姿勢が続くことによって起こります。

・よく片ひじをつく

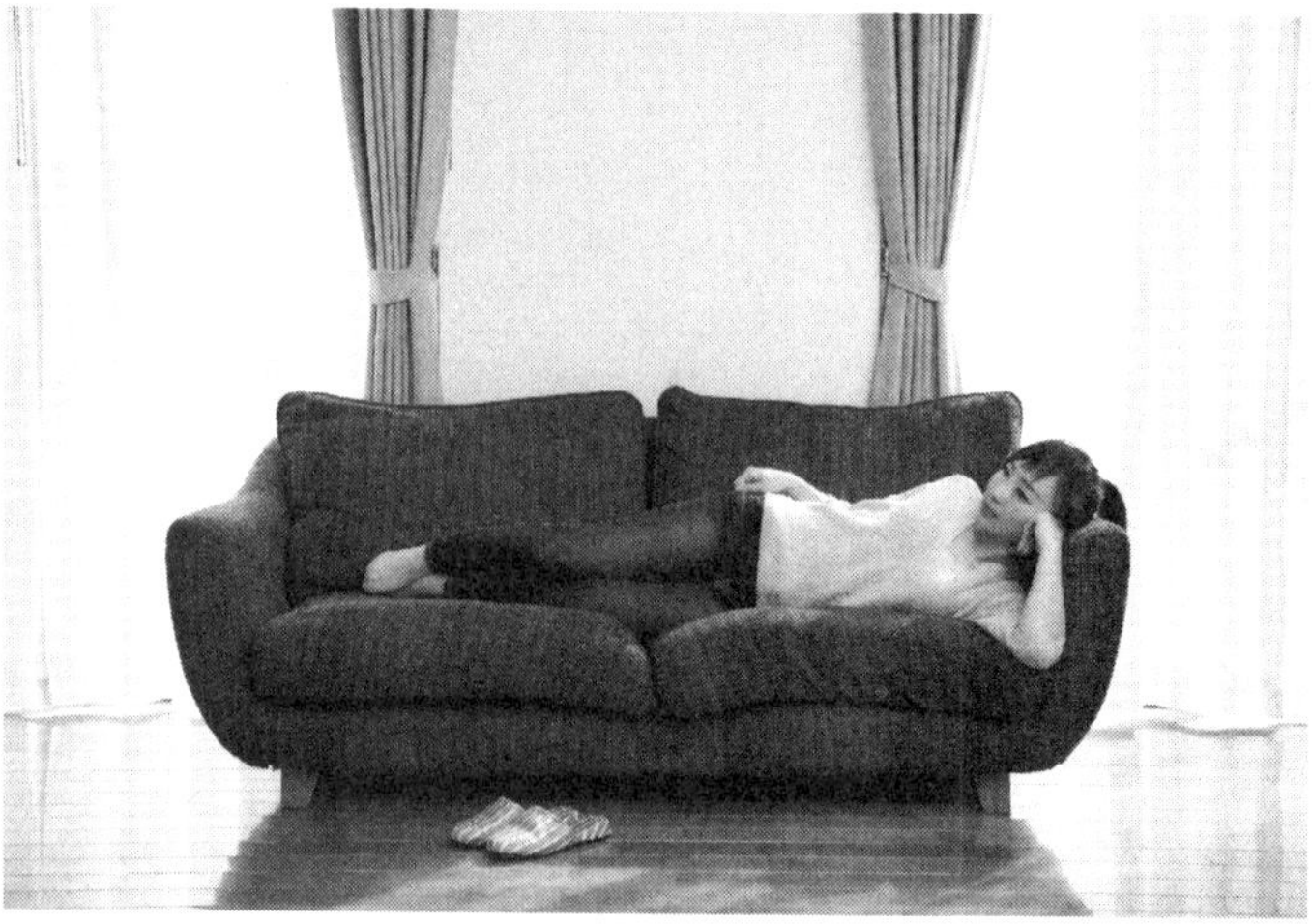

・横向きに寝る
・うつ伏せに寝る
・頭を左右に引っ張るストレッチをする
・首を捻った状態のまま作業をする

この頭痛の原因は、首の前の筋肉が縮んで血流が滞り、側頭部の血管が腫れることです。ズキズキとした痛みが側頭部に起こります。こめかみなどの血管に触れてみて、腫れているようなら胸鎖乳突筋の収縮による頭痛です。

これらの頭痛を緩和するには、頚椎を整える高度な技術が必要となります。誰にでも施術できるものではありません。頚椎は神経や動脈などが集中している大切な箇所です。知識なく自分で何とかしようとするのは大変危険です。痛みに悩んだときは、必ず病院や頚椎の施術ができる専門家に診てもらってください。

■正しいストレッチとは〜伸ばすべきは正面の筋肉！〜

ストレッチは、筋肉を引っ張り伸ばすことを言います。

しかし、どの筋肉でも伸ばして良いわけではないことをご存じでしょうか？

正しいストレッチは「縮んだ筋肉を伸ばす」ことです。日常生活の中で、縮みやすい筋肉を伸ばすことで、正しい状態に戻すために行います。

一例ですが、人間の上半身は、正面の筋肉が縮みやすくなっています。日常生活の中では、上を向くより下を向く回数の方が多く、胸を張るより、ねこ背になる時間の方が長いでしょう。

そのため、この縮みやすい正面の筋肉を伸ばすことで、体のバランスが整います。

特に注意が必要なのが、上半身の背面の筋肉を伸ばすストレッチです。

皆さんの痛みが起こりやすい場所を想像してみてください。首痛、肩こり、肩甲骨の痛み、背中、腰痛など、背面に痛みが出やすいと思いませんか？　筋肉（筋膜）は伸ばされると、戻そうとする力が働いて縮みます。それによって、肩や首の後ろ、背中などの筋肉が硬くなります。

頭痛、肩こり、肩甲骨など上半身の背面に痛みが多いのは、正面の筋肉が縮み、背面が伸ばされたままになっているからなんです。そのため、背中などの背面の筋肉をストレッチすると、どんどん正面の筋肉は縮み、症状が悪化してしまうんですね。

体のバランスを整え、痛みを緩和させたいなら、上半身の正面の筋肉を伸ばす、正しいストレッチをするようにしましょう。

■筋肉は1年に約1％落ちる

筋肉のピークは男性は30代、女性は20代と言われ、その後は年間約1％ずつ落ちていくと言われています。年を重ねると食事量が減ったりするのも、筋肉量が減るからなのです。

仮に50歳であれば、約30％もの筋肉が衰えていることになります。筋肉量だけでなく、回復力も落ちていますので、これを理解し、筋肉を落とさないように運動をすることが大切です。

また、日中の活動量を減らすことも重要です。若い頃と同じような感覚で活動していると回復が追いつかず体は壊れてしまいます。老いることをしっかり受け入れ、体についての正しい知識と正しい体の使い方によって、老いをカバーできるよう心がけていきましょう。

■ケアとキュア

ケアとキュアは全くの別物です。

ケアは、健康な状態をキープすること、キュアは、健康な状態を目指して治療することです。

最近、筋トレやヨガなど「運動をしてから痛みが出た」とおっしゃるお客様が大変増えています。運動は体にとって良いことのはずなのに、「筋トレしてから腰が痛い……」「ヨガをして首が動かなくなった……」といった方が多くなっているのです。健康な体づくりを目指して運動しているのに、これでは本末転倒になってしまいます。

運動は「ケア」に当たります。つまり、健康状態をキープするためのもの。体が痛いからといって運動をしても、痛みは改善しません。

体に痛みがある人は、ケアではなく「キュア」をするべきなんです。

痛みがある状態で運動をするのは、言うなれば、壊れた車を必死でカスタムするようなもの。元の状態が良くないまま、見た目だけを飾ろうとしているんですね。筋トレやヨガをして痛みが出ているのは、キュアをするべき段階でケアをしようとしているからでしょう。

自分の体としっかりと向き合い、痛みが出ていないか、異常はないかを確かめ、ケアとキュアのどちらを行うべきかを検討することが大切です。

■関節の役割と使い方を知ろう

人の体にはたくさんの関節があります。関節と一言に言っても、力の強い関節と痛めやすい弱い関節があります。この関節の違いを理解して使うことでケガが減ります。

肩関節や股関節などいろいろな方向に動く関節もあれば、膝やひじなど一方向にしか動かない関節もあります。

それぞれ「関節には役割がある」のです。

手首や肩や股関節など多方向に動く関節は、いろいろな方向に動かすため小さく細い筋肉がたくさん使われています。特に手首は、細かく動かせる関節で主に「作業をする」関節です。それに対して、膝やひじなど一方向にしか動かない関節は「力を出す」関節なのです。

この使い方を間違い、手首（作業をする関節）で重いものを持ったりすると、関節が痛み腱鞘炎などの痛みが出てきます。重たいものを持つときは、多方向へ動く関節ではなく、一方向にしか動かない関節（膝やひじ）を使うことが重要なのです。そして、膝などの一方向にしか動かない関節は、それ以外の方向に動かしてしまうとその関節が痛みます。向きを整えて使うことが重要です。

このように関節の役割や使い方を知ると、痛みを防ぐことができます。

■体の使い方を理解してケガを予防しよう

ケガをしても、軽いキズであればしばらくすると痛みが消えて治ります。

これは皮膚に自然治癒力が備わっているためです。しかし、大きなケガや事故、手術によるキズも、ちょっとした切り傷や擦り傷も、一度できたキズは目立たなくなることはあっても消えることはありません。

キズそのものが治ってからも傷跡の赤みや硬さなどが落ち着くのには半年程度かかると言われています。中には一生消えないキズもあります。

発育段階にある子どもは、創傷治癒能力が高さに加え、体が小さい分負荷も大きくないためキズが浅くて済むことが多く、すぐに治りやすいと言われています。

一方で、大人になるとキズは大きくなり、治りも遅くなります。カッターで指を切るなど、体を傷つけるのは一瞬ですが、そのキズが塞がり痛みが消えるまでには2～3日必要です。完治するまでにはさらに時間がかかるでしょう。

そのため、大人になればなるほどいっそうケガの予防に気をつける必要があります。目に見えるキズはもちろん、見えにくい筋肉のキズについても同じことで、体の使い方を理解し、壊さないよう意識することが大切です。

■人間の体の前後左右のバランス

人間の体は、だるま落としのようなもので、前後左右のバランスが大切です。

日常生活でこのバランスが崩れると、注意を促すために痛みが出ます。プロゴルファーやホームランバッターは人よりもボールを遠くへ飛ばせますが、その分人より体を強く捻ることになります。そのため、腰痛に苦しむ人も多く、そのせいで引退する人も多くいます。

体のバランスが崩れると、以下のような症状が起こります。

・前後のバランスが崩れる→ねこ背・ストレートネック・反り腰
・左右のバランスが崩れる→側弯

このバランスを回復させるには、日々仰向きに寝て自重で戻していくことが大切です（詳しくはアシカポーズを参照)。

プロスポーツ選手と違い、普通の人は体のバランスを崩さない生活を送ることが必要だと僕は考えています。痛みのない快適な日常生活を送るためにも、自分の体の前後左右のバランスをしっかりとキープする習慣を作りましょう。

■おすすめの5つの自宅ケア

「家でのケアは何をしたらいいですか?」「健康器具はどんなものを使ったら良いですか?」という質問をよくいただきます。

まず、健康器具についてお答えすると、実のところほとんどの健康器具は無意味、あるいはむしろ痛みを作る原因となってしまうものがあると言わざるを得ません。

参考までにご紹介すると、マッサージ器は原因を無視して筋肉を傷つけるため、頭痛や肩こりを悪化させてしまいます。腹筋マシンについても、丸腰で上半身を起こすような腹筋は危険です。それから、ストレッチポール。これはコロコロとして安定せず、リラックスして乗れないので筋肉の緊張は取れません。

ちょっと例を挙げただけでも、必要のない健康器具が多いです。今これらをお使いになっていてなかなか効果がない、痛みが消えないと感じているなら、すぐにやめた方が良いでしょう。

健康器具の中でも、頭痛や姿勢緩和に役立つもので僕がおすすめできるのは、ぶら下がり健康器とブルブルマシンです。この2つの使い方と効果、そしてこれらを含め自宅でできる頭痛緩和に役立つことを5つご紹介します。

①ぶら下がり健康器で脊柱が復活

脊柱は普段、体重によって「縮み」方向にばかり圧がかかっています。しかし、ぶら下がり健康器にぶら下がると、脊柱に普段はすることのない上下の「伸び」の動きが生じます。これによって背骨の柔軟性が回復します。

柔軟性が回復すれば、椎間板がつぶれるといった椎間板の変性も起こりにくくなります。腕は、普段からダランと下に伸ばせますが、他の箇所は重力が常にかかりなかなか伸ばせません。そのため、ぶら下がるときに腕には頑張ってもらい、他の関節や筋肉をゆったりと伸ばすと良いでしょう。特に、広背筋や脇周辺の筋肉を伸ばすと肩が正常な位置に戻り、首や肩の筋肉が緩んでねこ背の緩和にも効果があります。

固くなった筋肉を伸ばすと、セロトニンという脳内物質が分泌され、リラックス効果まで得られます。もちろん腕のたるみの解消にも効果があります。

②ブルブルマシン（振動）でリラックス

ブルブルマシンは、不安定な状態で体のバランスを取ることで体幹を鍛えたり、振動によって筋肉が伸び縮みすることで筋力アップできたりといった効果を期待できます。基礎代謝アップや血行促進効果もあり、ダイエットやトレーニングに大活躍のアイテムです。

実はこの器具、使い方を変えると、別の効果が得られます。それは「寝ながら乗る」です。仰向きに寝て、膝から下だけをマシンに乗せて使います。

1分間に数百回も体をブルブルと振動させてくれるので、筋肉内の水分が循環し筋肉が柔らかくなり関節が緩みます。全身の血行が促進され、身体中に酸素と栄養が行き渡りリンパの流れが良くなったり代謝が上がったりします。

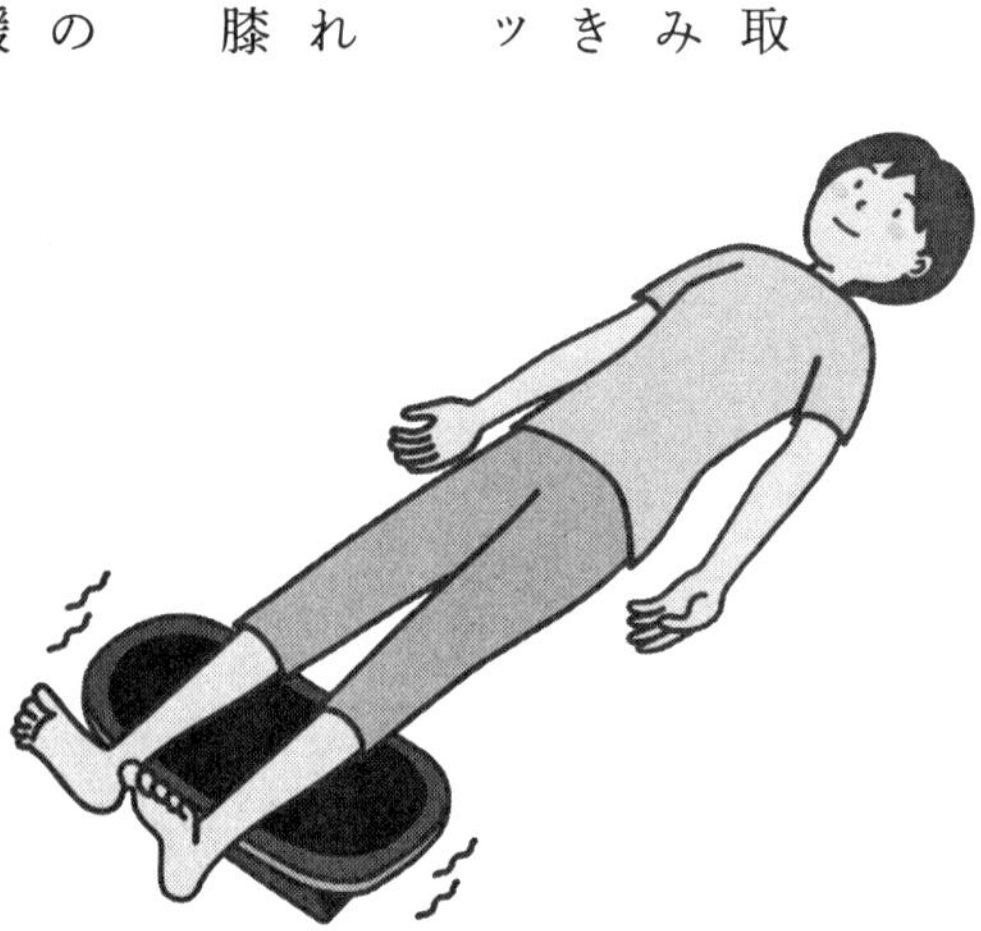

何よりゆらゆらと揺れると気持ちがいいので、リラックス効果抜群です。

③口角を上げてウソ笑い

「笑いましょう!」というと「おもしろくないのに?」と驚かれます。冗談やお笑い番組などおもしろいことがあるときは自然と笑えますよね。それ以外にも、体操として笑うことをおすすめします。

実は、おもしろくて笑っても、笑う動作をする体操をするだけでも、口角が上がっていれば脳は気分がいいと錯覚するんです。そして血行が良くなり、免疫力を上げるなどの健康効果が得られます。

口角を上げてニコッと「笑う」だけで良いのです。鏡の前で練習してみるのも良いですね。これは家で簡単にできて、身体的効果、心理的効果が高いのでとてもおすすめです!

④テレビを見ながら足踏み運動

当店では、習慣化しやすく続けやすい足踏み運動をおすすめしています。

この足踏み運動は自宅の省スペースでできますし、天候に左右されることもなく毎日続けられて効果を実感しやすい運動です。

外で歩いていただくのも良いですが、道は平坦ではなく歩道に向けて傾斜がついていますので、右側通行だと体が歪んでしまう可能性があります。また、夜間だと暗くて下を向いて歩いてしまい首を痛めたり、つまずいて転倒したりといった危険もあります。健康のために行う運動でケガや痛みが出てしまうのは本末転倒ですよね。

　そのためまずは、本書でこの後にご紹介する「基本の歩き方」を練習して、しっかりとマスターしてください。歩き方が身に付いたら、その場で足踏み運動をします。体に歩き方を覚えこませていれば、これは自宅でテレビを見ながらでもできます。リラックスした状態で足踏み運動を続けることで、全身の筋肉と頭痛から守ってくれる首周りの筋肉がついていきます。

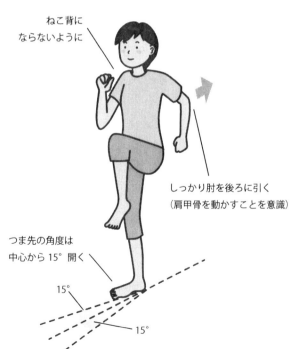

⑤タオルマクラ

ねこ背に
ならないように
しっかり肘を後ろに引く
(肩甲骨を動かすことを意識)
つま先の角度は
中心から 15° 開く
15°
15°

本書の2章で詳しくご紹介しているタオルマクラを作り、次の3つの使用方法で使いながら深呼吸をして、ストレートネック・巻き肩・ねこ背を解消しましょう。

・ストレートネック解消

タオルマクラを首の下に敷き、5～10分寝ます。頸椎の弯曲が整い、ストレートネックを解消できます。

・巻き肩解消

タオルマクラを2つ作り、首の下と背骨に沿って垂直に敷きます。その状態で腕を大きく開いて5～10分寝ると胸筋が緩み巻き肩の緩和につながります。

・ねこ背解消

タオルマクラを2つ作り、首の下に1つ、それと並行に背中に対して横向きに1つ敷きます。腕を上にあげて5～10分寝ると、腹筋が緩んで背中が伸

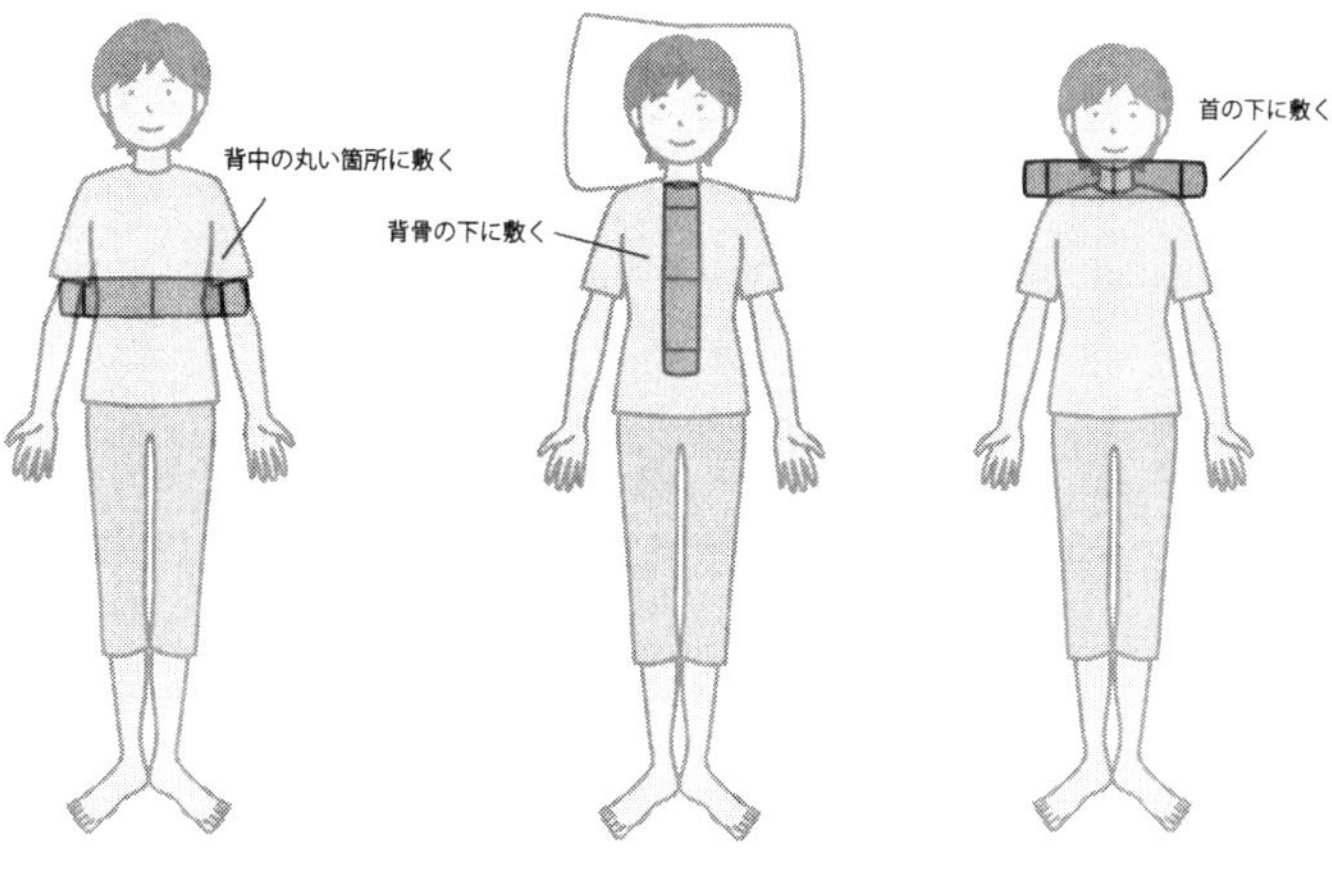

び、ねこ背解消に効果的です。

このようにタオルマクラを用いて、体内にたくさん酸素を取り入れられる体づくりをしましょう！　②でお伝えしているブルブルマシンを使用する際にも、タオルマクラを首に敷いていただくと効果がアップします。

■足裏美人〜不調の原因は足裏でわかる〜

体の不調の原因は足裏を見ればわかります。

どこにマメやタコがあるかで、その人の重心がわかり、どの箇所に負担がかかっているのかがわかります。正しく歩けている人の足裏は、タコや魚の目がありません。

外反母趾、巻き爪、扁平足は、手術をしても立ち方や歩き方が変わらなければまた繰り返すだけになってしまうでしょう。大切なのは、立ち方や歩き方の姿勢を根本的に直すことです。

足裏に以下のような症状がある人は、一度自分の立ち方や歩き方についてチェックし、正しい姿勢を取り入れてみてください。

・魚の目
魚の目ができるのは、母指球が使えていないというサインです。

母指球やかかとは体重を支える部分ですから、分厚くなっています。一方、筋肉の薄い部分で体重を支えてしまうと、骨を守ろうとしてその部分が硬くなっていきます。それが魚の目なんです。

これを緩和、予防するには、母指球を使った歩き方を意識することが大切です。

・扁平足

扁平足は足裏のアーチがつぶれた状態を指します。これも魚の目同様、母指球が使えていないことでなります。歩くときの衝撃を吸収できず、足裏が疲れやすくなります。これも正しい歩き方をマスターすることで緩和、予防できます。

・外反母趾

合わない靴などが原因で起こるのが外反母趾。女性に多いのは、ヒールをはく機会があったり女性ホルモンの成長段階に合わない靴をはいたりなどといった原因が挙げられます。

足裏のアーチがきちんとあると指まで地面につけて歩けますが、横アーチがなくなると親指が浮いた状態になってしまいます。この浮いた親指を合わない靴などに押し込まれることで外反母趾になります。

指に力が入る歩き方を意識することで緩和できます。

・巻き爪

内股などで足に負担がかかると、足裏のアーチが崩れて指が浮きます。浮き指になると親指に体重が乗らず、親指の爪が真っ直ぐ伸びることができなくなり爪が指に食い込んできます。これが巻き爪です。

また、合わない靴、激しいスポーツ、肥満などで足に負担がかかり、爪に過度の圧力を受けることでも巻き爪になるとされています。外反母趾の人は同じく指が浮いた状態になっているため、巻き爪を併発することがあります。

これも改善するためには、正しい歩き方を身につける必要があります。

・足の冷え

足が冷えるのは、臀筋が縮み、臀筋の下を通る動脈などの血流が悪化しているのが原因。足の冷えは足の指の痛みやこむら返り、しもやけにつながります。

これは、あぐらで座り臀筋下の血流を良くしてあげることで改善できます。

間違いだらけの常識！うっかりやっている22のこと

病院以外でも、雑誌やテレビ番組、インターネット情報など私たちが体に関する情報を得る機会はたくさんあります。接骨院やカイロプラクティック院などの代替医療を行う施術院も、今やコンビニの2倍以上あると言われています。

治療院によって言うこともバラバラで、ときには正反対のことを言われることもあり、何を信じたらいいのかわかない……そんな方も多いでしょう。実は、あなたが信じている情報が、あなたの痛みを悪化させる原因になっているかもしれません。

セルフケア方法や正しいとされる常識が世の中ではたくさん紹介されています。痛みに悩んでいる方は、いろんなことを試してみようとワラにもすがる思いで取り入れていらっしゃることと思います。

世の中に溢れている情報がどれも正しいなら、痛みに悩む人は減っていくはずですよね。ところが、現実はその反対。今、どんどんと痛みに悩む人が増えているのです。その理由は、世の中で紹介されている常識が間違っていることがあるからなんです。

ここでは、世の中では常識とされていることで、実は危険なことや間違っていることをご紹介します。痛みのない体づくりにおいて、正しい知識を得ることは何より大切なステップです。

・ねこ背は背筋を鍛えたらダメ！

「ねこ背なのは、背筋が弱いから」……そう言って背筋を鍛えていらっしゃる方が多いですが、実はとても危険です！　ねこ背の人は、正面の筋肉が縮んでいる状態なので、そのまま背筋を鍛えると、正面と背面の筋肉を両方縮めることになってしまいます。そのため、背骨や椎間板が圧迫され、圧迫骨折や椎間板ヘルニアなどの原因になるのです。

まずは正面の筋肉を緩めることから始めましょう。正面の筋肉の緩め方については、本書で紹介しています（2章のアシカポーズで寝る方法や、「体を緩めてから寝よう」のあごや腕、耳たぶを参照）。ほとんどのねこ背は、正面の筋肉を緩めるだけで改善しますよ！

・好転反応は施術者の言い訳！

施術を受けた翌日などに痛みが出る「揉み返し」のことを、「好転反応」という施術者がいます。実は揉み返しは、知識や技術の低い施術者が正常な筋肉にキズをつけた行為なんです。言うなれば、ケガをさせられたのと同じことです。

施術によって受けたキズを修復しようと、その箇所に血液が集まり熱を持つことがあります。ひどい場合は、吐き気や頭痛が起こる場合もあります。これは決して好転反応などではありません。

ハッキリ言って揉み返しが起こる施術は危険ですから、施術してもらって揉み返しが起こった施術者は避けた方が良いでしょう。

施術や揉み返しの痛みを我慢することに意味はありません。正しい知識と技術を持ち、正しい施術をすれば揉み返しは起こらないのだということをぜひ知っておいてください。

・頭痛や姿勢は遺伝じゃない！

「親も頭痛持ちだったから……」と言う方が多くいらっしゃるのですが、頭痛は遺伝するものではありません。確かに骨格は遺伝しますが、骨は一つ一つバラバラなので、姿勢は変えることができるのです。

子どもたちの姿勢が悪い理由は、周りの大人の姿勢に対する知識不足が原因です。しかし、教える側の大人たちも姿勢について学ぶ機会がなかったので、仕方がないことなのです。

同じ痛みや悪い姿勢を子どもたちに引き継がせてしまわないためにも、子どもの姿勢を一番近くで見ている大人に姿勢について正しい知識を身につけていただき、「痛みの連鎖」を断ち切ってもらいたいと思っています。

・そのストレッチ、ねこ背が悪化するだけ！
ねこ背の人ほど、良かれと思ってねこ背になってしまうような体操やストレッチをしています。

その代表的なものが腕を前で交差させ、ひじを引っ張るストレッチです。このストレッチは肩甲骨が引っ張られ、巻き肩の原因になります。

巻き肩とは、胸の筋肉が縮み、胸より両肩が前へと引っ張られている状態のこと。それがねこ背の原因になります。

肩甲骨周辺の筋肉など背面の筋肉は伸ばされて痛みが出ています。引っ張ると痛みはどんどん悪化しますので、ご注意ください。

・首を鳴らすのは危険！
関節を動かしたときに鳴る音は2種類あります。

1つ目は、空気がつぶれる音。2つ目は骨が接触している音です。

正常な関節は可動域があり動かしやすいです。歪んでいる関節は、動きが悪かったり痛みが出たりします。そして動きが悪くなると、関節周辺に空気が溜まりやすくなります。この空気がつぶれるときに音が鳴ります。空気がつぶれる音は、一度鳴るとしばらくは鳴らなくなります。もう一つの音は、関節が歪み骨と骨が接触して鳴るため、何度でも鳴ります。この音は、骨や軟骨にダメージを与えるので鳴らさないようにしましょう。骨格を矯正し、関節の歪みを正してあげることで、この音は鳴らないようになります。

・ボキボキ治療で骨がボロボロに！

僕はカイロプラクティック出身なので、開業当初は学校で学んだボキボキという音の鳴る施術をしていました。しかし、違和感を感じて方向転換をし、学びを進める中で衝撃的なことがわかりました。それは、あのボキボキという音は、歪んだ骨ではなく、近くの正常な骨が歪んだときの音だということがわかったんです！

正常な関節は柔らかく、歪んだ骨は引っかかり関節が硬くなります。あのボキボキ治療は、頭と首や肩と腰など、歪んでいる骨に触れずに行うとても大雑把な施術だと知ったんですね。勢いをつけて脊柱を捻ることで、柔らかい正常な骨が歪みボキッと音が鳴ります。つまり、骨が歪んだときの音なんです。

それでは、なぜあれをやると楽になるのか？　それは、体を捻ることで一時的に筋肉にストレッチがかかり、痛みが軽減しているからです。しかし、こんな危険な施術を続けていると、脊柱の歪みがどんどんと増え、取り返しのつかない症状になる危険性があります。

僕はこれまでに何百人という施術者の施術を見てきましたし、たくさんの動画も見てきました。ところが、歪んだ骨だけにアプローチできている施術者は、過去に二人だけでした。残念ながら、それだけいい加減な施術者が多いので、ボキボキ治療は避けた方が無難だと思います。何より、勢いや力任せの施術をしなくても骨格は矯正できるということをぜひ知っておいてください。安全な施術を行う治療院を探すことをおすすめします。

・前屈は腰痛の原因になるよ！

前屈をするとき、手のひらを地面につかせようと頑張ってしまう人は多いでしょう。それは実は危険な行為です。前屈の本来の目的は、太ももの裏側の筋肉を伸ばすことです。ところが、多くの人が前屈によって腰を伸ばしてしまっています。

腰椎は前弯していないと椎骨同士のストッパーが外れやすくなります。そして、ぎっくり腰や腰痛の原因になってしまうんです。

・背中ふみふみは疼きの原因に！

男性のお客様に多いのですが「子どもに背中を踏んでもらうと重さがちょうどいいんです」

と言って、背中に子どもを乗せて足踏みをしてもらっている方がいます。マッサージ効果で気持ち良く感じられるのかもしれませんが、とても危険です！

背骨が背面の方向に歪むのは、骨格矯正で整えることができますが、体内方向へ入ってしまうと引っ張り出すことが難しいです。つまり、痛みが緩和しにくくなります。安易な方法で一生痛みに苦しむようなことになりかねませんのでご注意ください。

・運動では痛みは解消しない！

「肩こりがあるから、水泳を始めたのですが……」など、痛みを運動で解消させようという考え方は危険です。それが本当にただの「コリ」であれば、動かすことで痛みが緩和することがあります。しかし、その痛みがもしキズによるものであれば、運動することで痛みはさらに悪化します。

何かしらの異常があって体は痛みを起こしています。その痛みの原因を考えないまま、安易に体を動かしてほぐそうという発想はやめましょう。

この発想は、エンジンが壊れた車で高速道路を走っているのと同じ。車が壊れたら、まず直しますよね？　いつもより早く動かすことなんてしませんよね？　痛めた状態で体を動かすのは、これと同じことだとお話しすれば、怖いことだと気づいていただけるかと思います。

体も車と同じで、まず「壊れたら治す」、そして「治ったら動かす」です。痛みがあるときは、まず痛みの原因を緩和させることが大事です。そして痛みがきちんと緩和してから運動するようにしましょう。

・足を組み替えても無駄！

「足を組む」という行為は、どちらかの足を内旋させることです。片方の足を組んだら、もう片方の足も組まないと骨盤が歪む……と言われたことがある人もいるかもしれませんが、足を組むこと自体が良くありません。

足を組み替えても、もう片方の足も内旋させてしまうだけです。つまり、結局両方の足が内旋してしまうんですね。足を組み替えたところで無駄なんです！

もし足を組んでしまったときは、外旋させる動きによって元の状態に戻しましょう。あぐらや股関節を外側（ガニ股方向）に動かす運動、体操などを行なってください。

・足首を回すと捻挫の原因に！

よく運動前や後に、足首をくるくると回す体操をする人がいます。子ども時代の体育の授業でもそういった動きを取り入れられていたこともあるかもしれませんね。

実のところ、足首の捻挫のほとんどは、「足首の内反」です。足首は前後に動かしても痛むことはあまりありませんが、内反させると捻挫しやすくなります。

そのため、運動前や後に足首を回す体操をすると、捻挫をしやすい足首を作ってしまうんです！ これは絶対にやめてください。足首は屈曲伸展方向だけに動かすようにしましょう。

・腱鞘炎は手首の問題じゃない

腱鞘炎は、手首の問題ではなく、腕の筋肉のねじれが原因です。

半袖になり、腕を伸ばし指を一本ずつ動かしてみてください。それぞれの指に腕の筋肉が連動しているのがわかると思います。連動している筋肉を抑えたときに痛みが出るなら、その筋肉が原因です。

つまり、痛みがあるからといって手首に湿布を貼って冷やしても効果はありません。

痛みの原因である腕の筋肉を緩めることが重要です。腕の筋肉をさすったり、揺らしたり、温めたりすることで、痛みが緩和します。

・肩こりは揉みほぐすと悪化する！

肩こりになったときに、何とかしようとしてまず思いつくのがマッサージや揉みほぐしなどでしょう。しかし、揉みほぐすことでかえって肩こりが悪化してしまうことがあります。

肩こりの原因は、大きく分けて「頭が前に倒れる（ストレートネック）」「肩が上がる（怒り肩）」「肩が下がる（撫で肩）」「巻き肩」の4つが挙げられます。これらの原因が複合して起こる場合もあります。

「頭が前に倒れる」ことが原因の場合、頭が前に倒れるのを防ぐために、首や肩の筋肉が硬くなっています。「肩が下がる」ことが原因だと、脇の筋肉が縮み、肩が下がるのを防ぐために肩の筋肉が硬くなっています。このような状態で肩の筋肉を揉みほぐすと、頭はさらに倒れやすく、肩も下がりやすくなります。

筋肉は揉みほぐされるとさらに硬くなり、肩こりの症状が悪化する原因になります。

肩だけではなく、腰や首などの筋肉も硬くなっているときは、何かを改善させたり予防したりしようとしている場合がほとんどです。目の前の痛みにだけ対処するのではなく、原因をしっかり見つけて根本的に痛みを緩和していくことをおすすめします。

・腰を揉むとぎっくり腰が増えるよ！

肩などと同様に「腰の筋肉が硬いから……」という理由で腰を揉むと危険です。

腰痛の場合も、腰の骨（腰椎）の歪みを予防したり、歪みを戻そうとして腰の筋肉が張っていたりするので、その筋肉を揉みほぐすと骨の歪みが残ってしまいます。

歪む↓張る↓歪むを繰り返してしまい、慢性腰痛やぎっくり腰が起こりやすくなります。こちらも痛みにだけ対処するのではなく、原因までしっかり見つけて痛み緩和を目指すことをおすすめします。

・顔を引き上げるとたるみの原因に！

女性に多いですが、顔のたるみをリフトアップしようとして、ぐいぐいと引っ張りあげるようなマッサージをする人がいます。

顔の皮膚のたるみは、噛みしめや首前の筋肉の縮み、巻き肩や撫で肩などが原因で、あごの周辺の筋肉が硬くなり顔の皮膚が下に引っ張られることで起こります。下から顔を持ち上げても、その場しのぎになるんですね。

あご周辺の筋肉を緩め、下に引っ張ろうとする働きを抑えると、顔は本来の位置に上がります。嘘のようですが、正しく行えば、あご周辺の筋肉を上から下に触っても顔は上がりますよ！

無理やり顔を引き上げようとすると、皮膚が引っ張られて伸びてしまい、逆にシワやたるみが作られる原因になります。決して無理に引き上げようとせず、「顔がたるむ原因」となる姿勢を整えることから始めてください。

・骨盤矯正なんて必要ない！

骨盤は、左右の寛骨と仙骨・尾骨とで構成されていて、体を支える強力な靭帯で固定されています。

人が歩くために数ミリ程度動くようになっていますが、もし骨盤が開いたりズレたりしたら、歩けません。日常生活で簡単に開いたりズレたりしない関節なんです。

腰や臀部の痛みは、骨盤の問題ではなく、股関節や背骨の歪みから骨盤の傾き、周辺の筋肉が縮んでいるなどの原因がほとんどです。骨盤が歪んでいるから痛みが起こっているわけではありません。

出産や体型が崩れた人たち向けに商業目的で骨盤矯正をしましょうと言う宣伝文句が広まってしまっていますが、実際は骨盤矯正なんてする必要はないんです！　言葉に騙されず、自分の体と向き合い本当に必要な施術を受けましょう。

・コルセットが慢性腰痛の原因になる！

慢性の腰痛持ちだから……とずっとコルセットを着用し続けている方がいますが、これはとても危険です。

コルセットをすると楽になる理由は、腰やお尻の筋肉をサポートしてくれるからです。急性の痛みが起こり、筋肉を休ませないといけないときにはコルセットは有効ですが、痛みが緩和してからも予防のためにとずっと着用していると筋肉が衰えてしまい、上半身を支えられなくなっていきます。それがぎっくり腰や慢性腰痛を引き起こす原因になってしまうんです。

腰に痛みが出たときは、歪みなどの痛みの原因に根本から対処し、コルセットなどでごまかさないようにしましょう。どうしても使用するときでも、筋肉が衰えないようできるだけ早く外すよう心がけてください。

・牽引で首痛や頭痛が増える！

首や腰を強い力で牽引すると、頚椎や腰椎の歪みを守る靭帯を伸ばしてしまう危険性があります。時々、毎日のように自分で首を前や横に引っ張る方がいらっしゃいますが、その行為は危険です！

靭帯が伸びると関節が歪みやすくなり、首だと寝違い、腰だとぎっくり腰などが増えます。靭帯は伸びると元に戻りません。安易な行為で大切な体を壊すのはとてももったいないです。引っ張りたくなる原因を根本から解消することが大切です。

・正座で膝の痛みが緩和する！

「膝が悪い人は正座をしてはいけない」と思っている方は多いでしょう。しかし、太もも前面の筋肉が伸びる正座は、膝痛の緩和のために必要なんです。日常生活の中では、太もも前面の筋肉を縮めることはあっても、伸ばすことはほとんどありません。そんなときに正座が役立ちます。

初期の膝痛なら、膝の向きを整えるだけで正座ができるようになります。まずは、膝関節の歪みを整え、その後は正座をすることで膝の痛みは緩和します。膝に痛みがない場合でも、予防のために毎日30秒ほど正座をしていただくことをおすすめします。

・貧乏ゆすりは体に良い！

貧乏ゆすりは、「貧乏」という言葉や、体をゆする動作が「行儀が悪い」と感じられるなど、あまり良いイメージはありません。

しかし、貧乏ゆすりは、体が緊張して股関節周辺の大きな動脈やリンパの流れが悪くなっている状態を無意識に解消しようとして起こる防衛本能なのです。見た目や印象はあまり良くないものの、体にはとても良い運動なので、もし周りの目が気になるなら周りに人がいないときにでもぜひ取り入れていただきたいです。

・インソールは最終手段！

股関節の向き（内旋など）により、足の長さは簡単に変わります。先天的な足の長さの違いは仕方ないですが、後天的な足の長さの違いは、日常生活のクセからできた「体の歪み」によって起こります。

そんなときにインソールで歪みをごまかさないようにしましょう。インソールを使えば手っ取り早く体の歪みをごまかせますが、まずは原因である体の歪みを整えなければ、歪みを受け入れた状態になってしまいます。また、インソールは、24時間使うわけではないので、着けるときと外したときなどで体のバランスが崩れ、骨格も筋肉も安定しません。

そもそも、体の歪みを整えることさえできれば、インソールは必要ないんです。どうしてもインソールを作る場合は、先に体の歪みを整えてからにしましょう。その方が本来の体に近づき、体の機能を回復しやすくなります。

まず体の歪みを整え、それでも改善しない場合に最終手段としてインソールで補うという順で取り入れてください。

・オーダー枕が痛みを慢性化させる！

頭痛や肩こりに悩む方がよくオーダー枕を作られるのですが、この枕が痛みを慢性化させている可能性があります。

体は、異常がなければ痛みは出しません。頭痛や肩こりがあるという方は、肩や首などに異常があるという状態にあります。

その異常のある首に合わせてオーダー枕を作っても、今の異常な状態を維持するだけなので、痛みが慢性化します。

大切なことは、首に枕を合わせるのではなく、枕（首の弯曲に合わせた枕）に首を合わせることです。そして、首に合う枕に毎日寝ることで、首が自然な弯曲に整っていきます。頭痛の緩和や正しい姿勢のために、枕はとても重要です。

まずは本書の2章でご紹介しているタオルマクラを作っていただき、首を枕に合わせるのに慣れることから始めてください。

いかがでしたか？　案外知らずにやってしまっていたこと、思い込んでいたことも多くあったかもしれませんね。ここで正しい知識を持っていただくことで、皆さんが正しい姿勢や正しい痛みの緩和方法を身につけ、痛みのない快適な暮らしを手に入れていただけることを願っています！

姿勢改善策～基本の4姿勢～

姿勢には4つの基本姿勢があります。立ち方・座り方・歩き方・寝方の4つです。この4姿勢にはそれぞれ、体を痛めたり壊したりしないための正しい姿勢があります。ここでお伝えする姿勢を日常生活に取り入れることで、頭や肩、手足などで今気になっている症状を緩和できます。

■基本の立ち方（横から）

立ったときに、横から見て耳からくるぶしまでの線上に骨盤とひじ、肩がある状態が正しい立ち姿勢です。

以下のような状態になっている人は、意識して立ち方を修正しましょう。

・耳が前にある→ストレートネック
・肩が前にある→巻き肩

・腰が反りすぎている↓反り腰
・腰が丸い↓丸腰
・膝が伸びている↓過伸展
・背中が丸い↓ねこ背
・腰が丸い↓丸腰

〈姿勢の代表的な種類〉
・正常↓正常なS字彎曲
・ねこ背↓巻き肩＋反り腰＋膝の過伸展
・首ねこ背↓ストレートネック＋巻き肩＋反り腰＋膝の過伸展
・腰ねこ背↓ストレートネック＋巻き肩＋丸腰＋膝の屈曲
・平背↓S字の彎曲が少ない

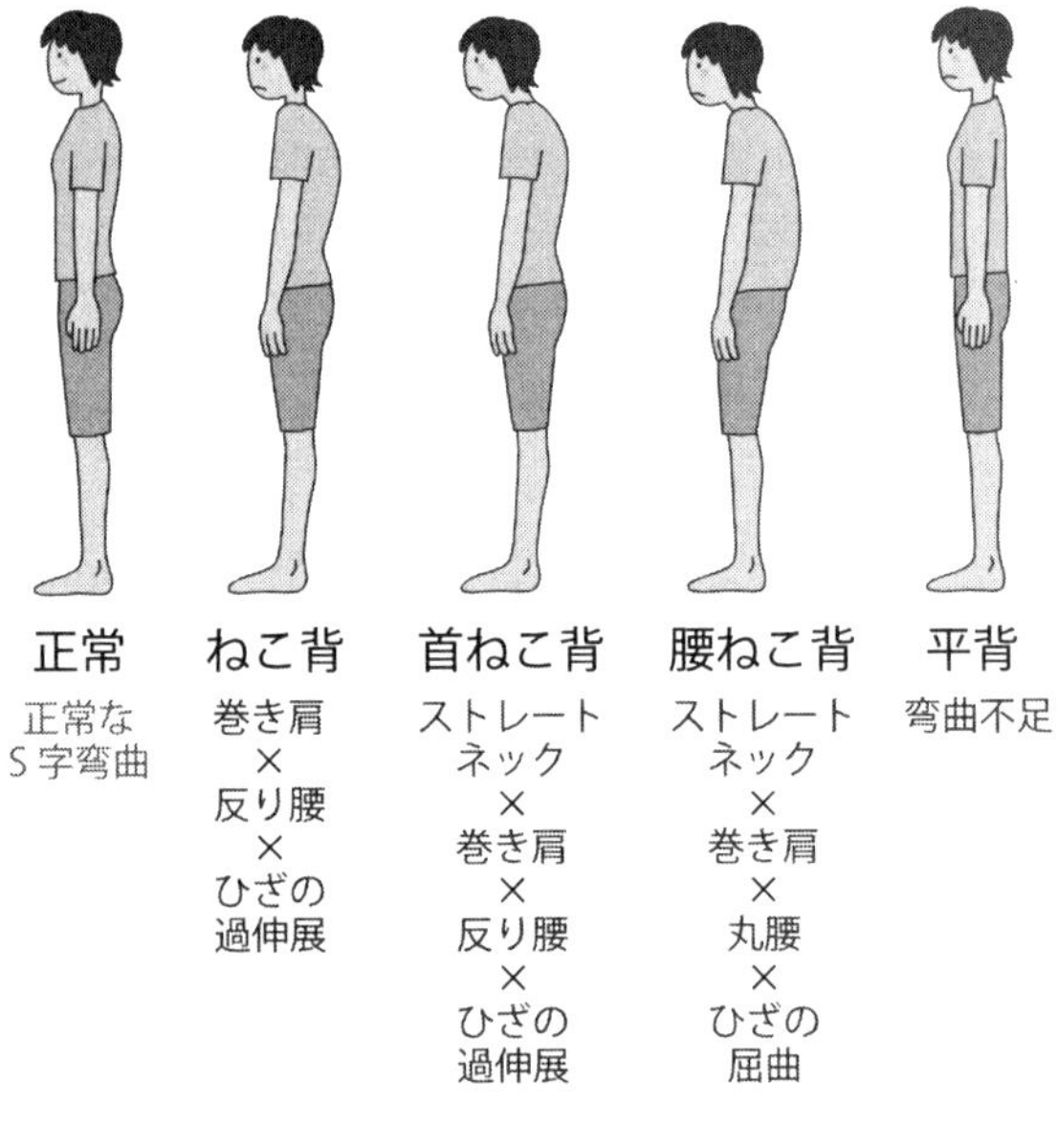

〈脊柱の衝撃吸収力〉
「脊柱」（背骨）は、椎骨と呼ばれる骨が連結したものです。頚椎7個、胸椎12個、腰椎5個、仙椎5個、

尾椎3～5個の椎骨から構成されています。

正面から見ると真っ直ぐで、横から見ると頚椎は前方に向かってカーブ（前弯）を描いています。胸椎は後方に向かってカーブ（後弯）を描き、腰椎は前方に向かってカーブ（前弯）になり、全体的にS字状に弯曲しています。

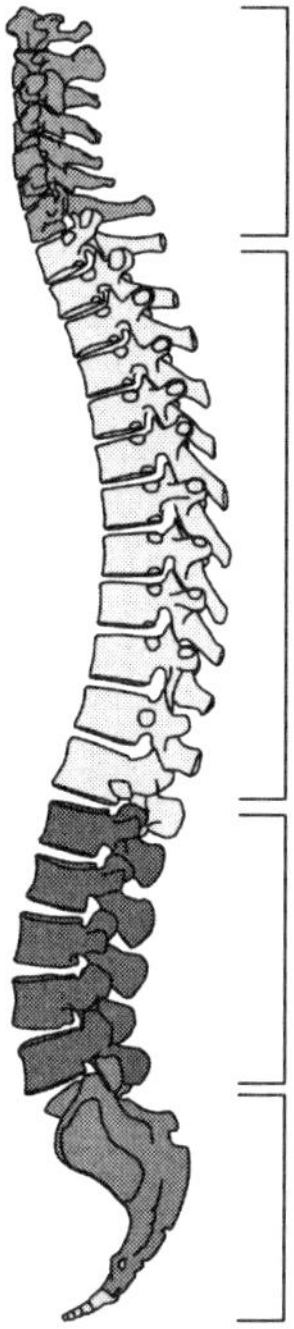

脊柱の長さは日本人男性では、約47・4％、日本人女性では47・3％ほどです。
脊柱は、前後左右への屈曲と回旋運動を行うことができます。各椎骨間での可動性は頚椎が最も大きく、腰椎が最も可動域が狭くなっています。
脊柱（背骨）には、歩行や階段昇降などの移動動作によって起こる地面からの衝撃を吸収するための機能（衝撃吸収力）があります。

体への衝撃は、脊柱の弯曲構造によって約90％が吸収され、残りの10％は四肢の関節運動などによって吸収されます。

この脊柱の機能が正しく働かないと日々の疲れ方に差が出てきます。

正しい脊柱は、頚椎が前弯、胸椎が後弯、腰椎が前弯の3つでS字に弯曲しています。

たとえば、歩行時の体全体への衝撃が100kgとします。100kgのうち、四肢の関節と脊柱とに加わる衝撃は1対9の割合です。つまり、四肢の関節が10kgの衝撃を吸収し、脊柱が残りの90kgの衝撃を吸収するのです。その90kgの衝撃は、脊柱の湾曲により脳への衝撃を軽減させます。

脊柱の弯曲が3つあり、S字弯曲が整っている人は、体に受ける衝撃が10分の1になるため、9kgで済みます。一方、背骨の弯曲が2つしかなければ、体に受ける衝撃は5分の1の18kgとなります。正常な背骨の方の2倍の衝撃を受けることになり、脳へのダメージや疲れやすい体、体の痛みなどの原因になります。

健康で快適な体づくりのためには、背骨の弯曲が実は重要な役割を果た

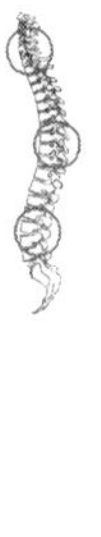

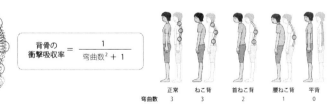

$$\text{背骨の衝撃吸収率} = \frac{1}{\text{弯曲数}^2 + 1}$$

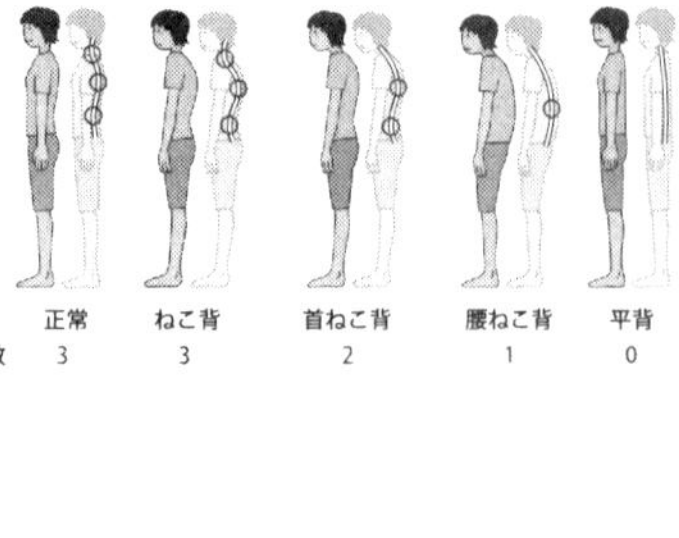

しているのです。

〈脳が体を動かしている〉

脳は体の司令塔の役割を果たします。人間の動作のすべては、脳からの司令によるものなんです。

脳↓脊髄↓末梢神経

この順に司令が伝わります。

そして、脊柱が脊髄を衝撃から守っています。

これらの骨の間（椎間孔）からは神経（神経根）が出ていて、神経から体の各部位へと司令が伝達されます。

姿勢が悪いと脊柱が歪み、脊柱管（脊髄や馬尾神経の通り道）や椎間孔が圧迫され、狭くなってしまいます。そして、椎間孔から出ている神経が支配している箇所に異常が起こり、体に次のような様々な症状が表れます。

◎脊柱の各椎骨とその神経が支配する箇所に起こりやすい症状

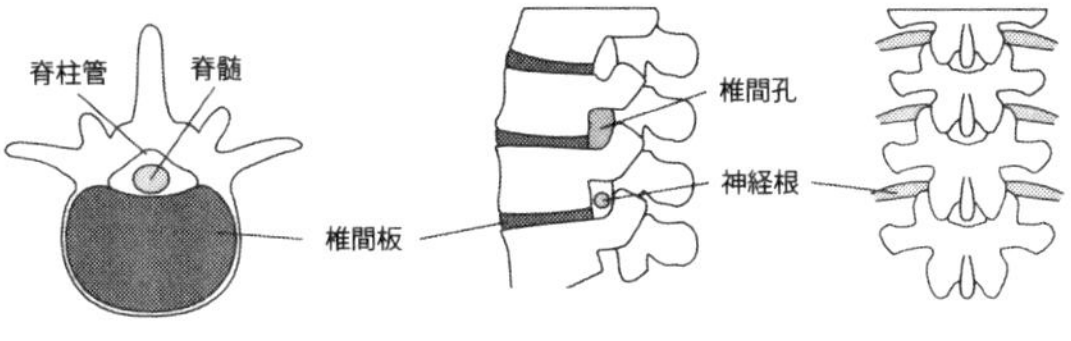

ここでは、脊柱を構成する各椎骨から出る神経が支配する箇所と、そこに異常が起こった際に表れやすい症状の一覧をご紹介します。

■基本の立ち方（正面）

正しい立ち方は、正面から姿勢を見たときに、耳・肩・骨盤の高さが揃い膝が正面を向き、つま先の間の角度が、女性は約30度、男性は30〜45度開いているのが理想です。

自分の立ち姿勢を正面から鏡に映して見てみてください。耳・肩・骨盤・膝の高さの違いや膝の向きを見ると、体の歪みがわかります。

これらの部位の高さや向きに異常がある場合に、考えられる症状は次の通りです。

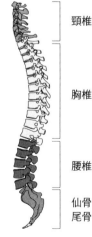

	脊椎		症状
頸椎	C1	頭部への血液供給・脳	頭痛・神経痛・不眠・めまい・高血圧
	C2	目（視神経）内耳・副鼻洞・舌	鼻の異常・アレルギー…・目の病気・耳鳴り
	C3	外耳・歯・三叉神経	にきび・湿疹・神経痛
	C4	鼻・唇・口・耳管	鼻風邪・難聴・扁桃腺肥大
	C5	声帯・扁桃腺・咽頭	咽頭炎・音声障害・喉の異常・扁桃腺炎
	C6	首の筋肉・肩・扁桃腺	首こり・上腕痛
	C7	甲状腺・肩の周囲筋・肘	風邪・甲状腺の異常・五十肩
胸椎	T1	前腕部・手・手首・指・食道	せんそく・せき・呼吸困難・前腕の痛み
	T2	心臓	心臓機能障害
	T3	肺・気管支・胸部・乳房・乳腺	気管支炎・胸膜炎・肺炎・充血
	T4	胆のう・総胆管	胆のう障害・低血圧症・貧血・循環障害
	T5	肝臓・腹腔神経・血液	肝臓障害・貧血・関節炎・循環障害
	T6	胃	胃の障害・消化不良・胸やけ
	T7	膵臓・十二指腸	糖尿病・胃・十二指腸潰瘍
	T8	脾臓・横隔膜	白血病・しゃっくり
	T9	副腎	アレルギー・じんましん
	T10	腎臓	腎臓障害・動脈硬化・慢性疲労
	T11	腎臓・尿管	にきび・湿疹・おでき
	T12	小腸・リンパ線循環	リウマチ性関節炎・不妊症・腹部ガス痛
腰椎	L 1	大腸・結腸・鼠径部	便秘・大腸炎・下痢・脱腸
	L 2	盲腸・下腹部・大腿部	虫垂炎・呼吸困難・静脈瘤
	L 3	生殖器・子宮・膀胱・ひざ	膀胱障害・生理障害・更年期障害
	L 4	前立腺・腰部の筋群	坐骨神経痛・腰痛・排尿疾患
	L 5	臀部・下腿部・足首・足関節	足の痛み・足の冷え・足のけいれん
仙骨	S	脊椎・骨盤・股関節	仙腸関節の痛み・脊椎の弯曲・下腿の長短
尾骨	Co	直腸・肛門	痔疾患・自律神経失調症

・耳の高さが違う↓脊柱の歪み・頚椎の歪み
・肩の高さが違う↓側弯（脊柱の歪み）・骨盤の傾き
・骨盤の高さが違う↓股関節の内外旋による足の長さの長短
・膝の高さが違う↓膝関節の屈曲・過伸展
・膝の向き↓股関節の内外旋によるX脚・O脚

股関節の内旋は、骨盤が前に傾き反り腰の原因になります。つま先の間の角度が30度以下の場合は、股関節や膝下が内旋（内股）している可能性が高いため、対処した方が良いでしょう。

また、X脚・O脚は「膝の向き」「つま先の向き」「膝の屈曲・伸展」によって決まります。

■基本の座り方

正しい座り方は、耳から骨盤までが一直線になった状態です。股関節の屈曲《おじぎ》で調整し、股関節が内旋しない座り方を意識しましょう。

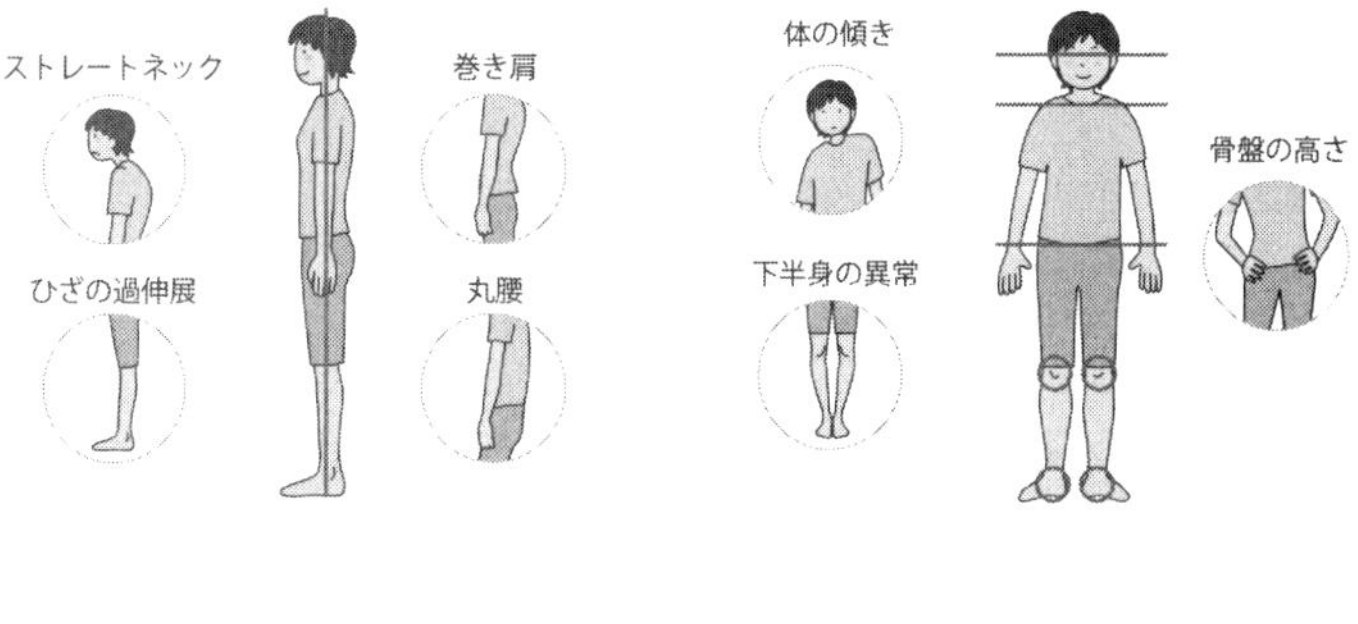

よく間違われるのは、姿勢を気にして胸を張り、首だけを下に向ける姿勢をすること。これはストレートネックの原因になってしまいます。頭の重さは約5kgですが、それを支えるための首は細く、常に体のライン上に置いておかないと首が支えられなくなり、頚椎が歪む原因になります。

文字を書いたり下を向いたりしないといけないときは、首を前に出すのではなく、胸を張り、上半身は真っ直ぐのまま股関節を屈曲させて調整することが大切です。長時間座る場合は、先ほどお伝えした姿勢とそのまま腰を丸める姿勢を繰り返し、同じ姿勢で固定しないことが大切です。

〈誤った座り方〉

・横座り、足組み→片方の股関節が内旋し、骨盤の高さが変わってしまいます。それが背骨が歪む原因になります。

・カエル座り（女の子座り）→両股関節が内旋（内股）になり、反り腰や巻き肩の原因にもなります。巻き肩と反り腰は併発します。

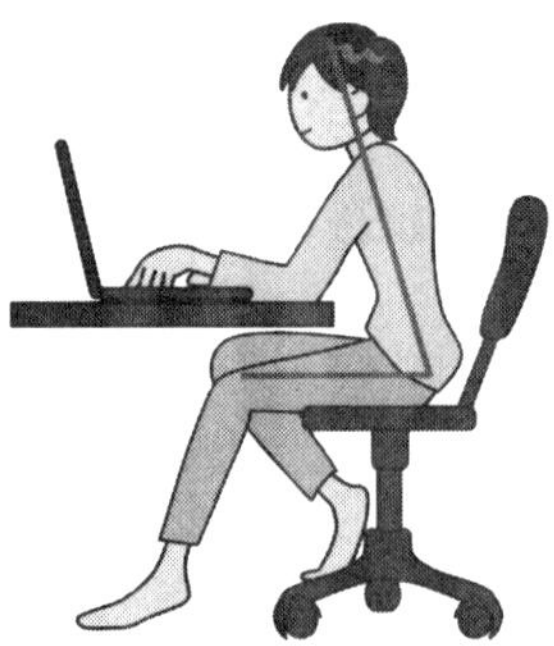

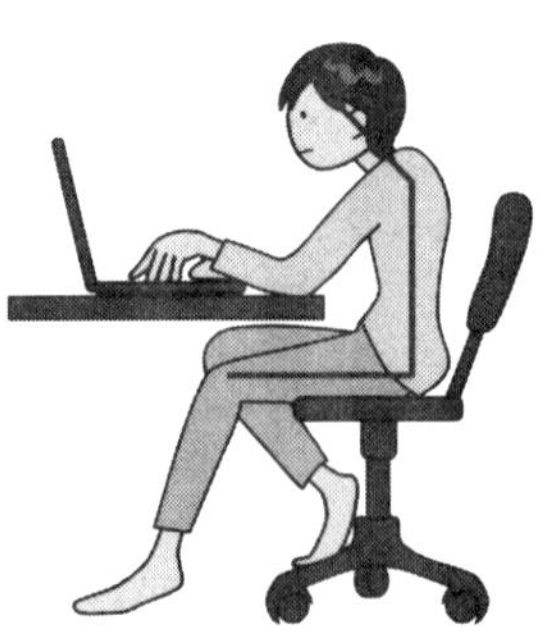

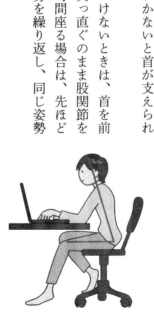

〈股関節の内旋を防ぐ方法〉

股関節が正常な状態かどうかを確認するには、長座になりつま先の開き具合を確認します。つま先の角度が約45度開いていれば正常で、45度以下であれば股関節が内旋していますので、対処が必要です。

女性の場合、座るときに足が開かないように足の内側の筋肉をずっと縮めている状態になります。そのせいで、股関節が内旋してしまうことが多いのです。

股関節の内旋を緩和する方法は、あぐらなどによって股関節を外旋させること。膝の痛みや股関節痛の予防ができます。

また、長時間座りっぱなしの場合は、内旋している足の力を抜くために、足にベルトやスカーフなどを巻き、力を抜いて座るのがおすすめです。

〈子どもに教えたい正しい「スマホ姿勢」〉

子どもの授業や宿題でもタブレットが使用されている現代、さらにこれからはスマートフォンやタブレットが手放せなくなっていくでしょう。

体のためにスマートフォンの使用を減らしましょうと言いたいところですが、そういうわけにもいきません。そこで大切なのは、スマートフォンを使うときの姿勢です。

子どもたちが頭痛や肩こりで悩まないようにするためにも、スマートフォンを使うスペースを作ってあげることが重要です。スマートフォンを使うときは、スマートフォンを下に置くため頭が下がり、腕の重さによって肩が巻き、ねこ背になってしまいます。一時的なものなら大きな影響はありませんが、これが長時間、毎日となると話が変わってきます。ストレートネック、巻き肩、ねこ背の原因になってしまうのです。

この先スマートフォンを使うことで健康を害されることなどないよう、正しい「スマホ姿勢」をぜひマスターしてください。

①壁に頭~腰をつける
②膝を曲げる
③膝にひじを置きスマホが目の高さと同じになるように膝を引き寄せる

ひじと膝の間にクッションや箱を置き、高さ

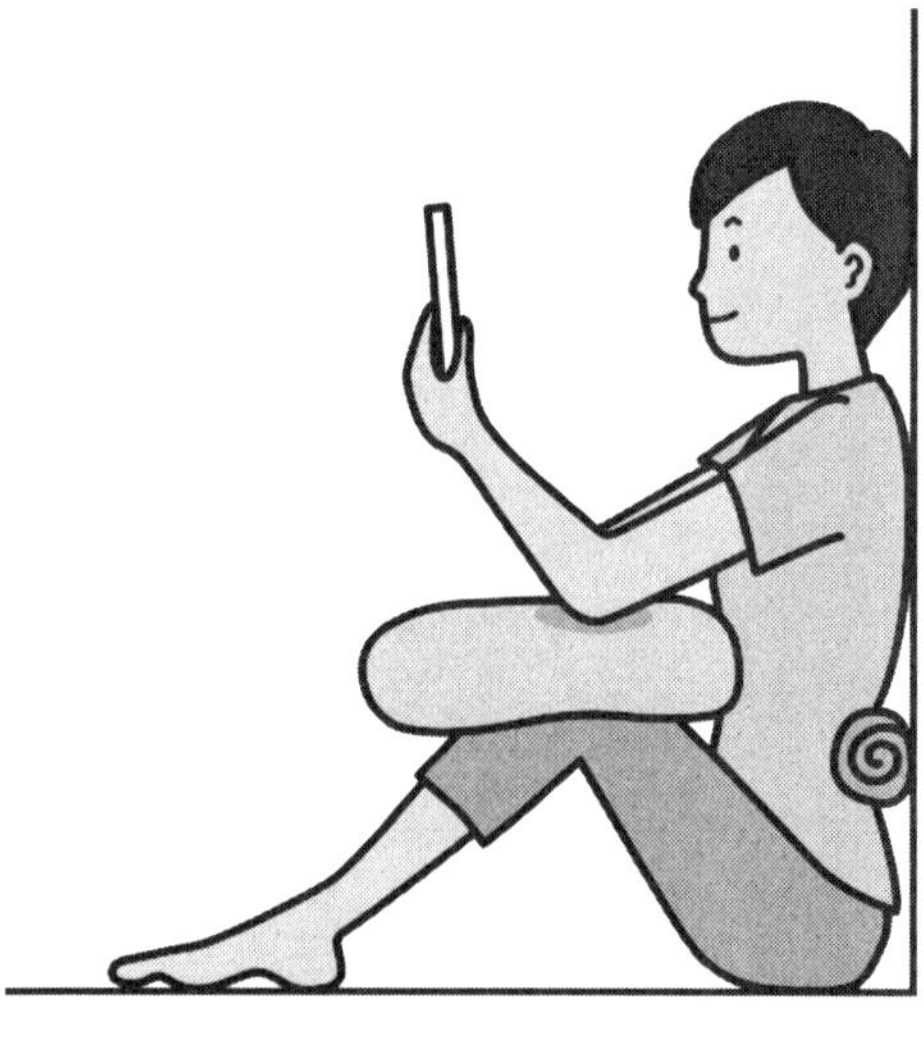

を調整するのもＯＫです。

お子さんがタブレットやスマートフォンを使うときは、必ずこの姿勢を作るよう教えてあげてくださいね。そして、この姿勢になっていなければ「姿勢がくずれてるよ！」とその都度気づかせてあげることも大事です。

■基本の歩き方

正しい歩き方は、両方のつま先の間の角度を30度以上に開き、２本のラインで歩くことです。モデルさんは１本のラインで歩きますが、あれは見せるための歩き方ですから、日常生活で真似をしてはいけませんよ！

立っているときも歩いているときも、つま先の角度を約30度に保つのが正しい姿勢。なぜつま先を30度に開くかというと、この方が膝が曲げやすくなるため膝が柔らかくなり、足を下ろしたときに軽く膝を曲げることで股関節・膝関節・

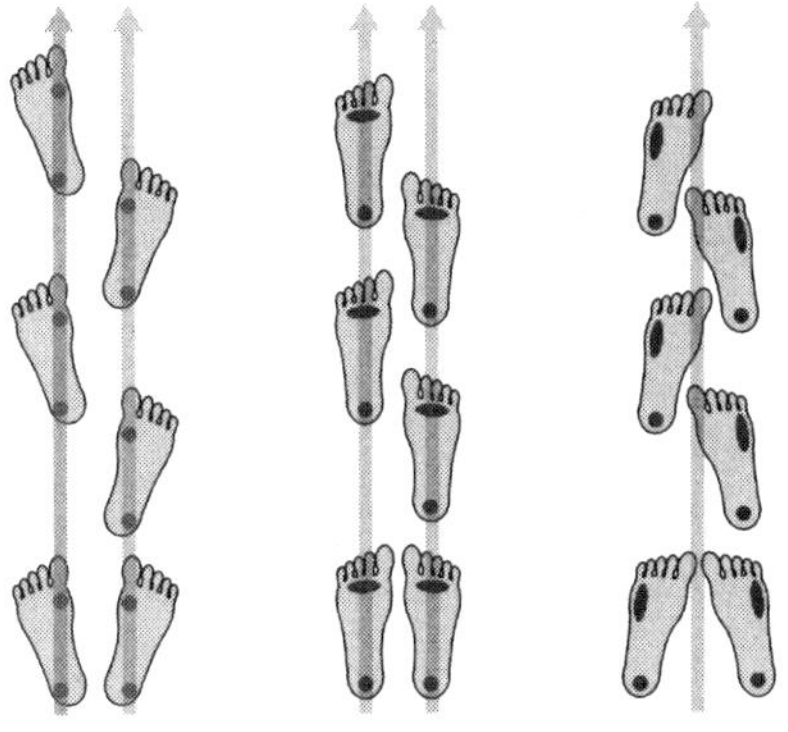

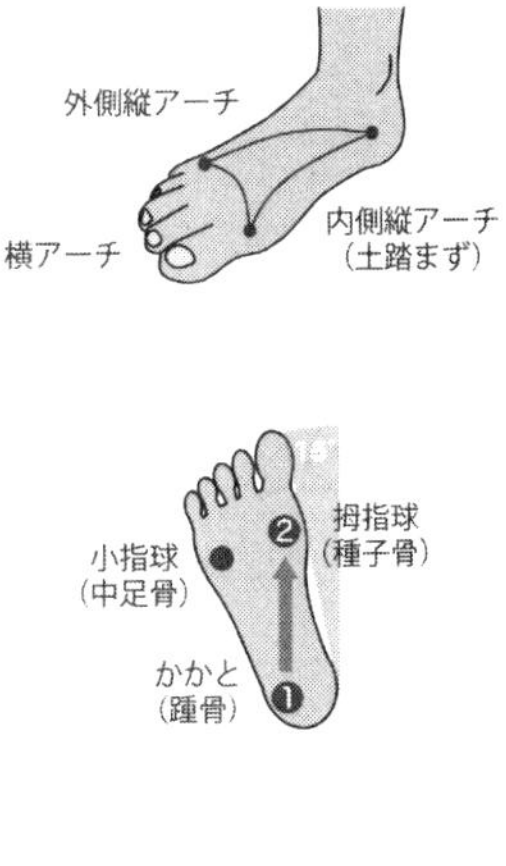

足首関節で衝撃が分散されるからです。これにより、疲れにくい歩き方ができるようになります。足裏には3つの「アーチ」があり、外側縦アーチ・内側縦アーチ（土踏まず）・横アーチが衝撃吸収の役割をし、歩くときの体重の負荷を分散させています。

歩くときに重要なのが、足裏の「重心移動」です。足のどの部分から地面に着き、どの部分を通るのかを意識しながら歩いている人はほとんどいないでしょう。正しくは、かかとの外側で着地し、母指球に移動させて親指で蹴ります。自然と正しい重心移動を身につけて、正しい歩き方ができるようになれば、頭痛や肩こり、足の不調などに悩まされることもなくなります。

〈日本人女性に多いＮＧな歩き方〉

街中で見かける女性のほとんどが、正しい歩き方をできていません。

実のところ、内股で歩くのは日本人女性ぐらいだそうです。内股は、何となく女性らしくてか弱い、可愛いといったイメージを与える姿勢ですよね。日本人女性の90％以上が内股になっていると言われています。

内股で歩くと股関節や膝の痛み、捻挫などの痛みを引き起こしやすくなります。内股の姿勢は上半身が前に倒れるのを無理やり起こすことになるので、反り腰の原因にもなります。

日本人女性に膝の痛みや反り腰が多いのは、この内股歩きが原因なのです。

そして、それだけではありません！　内股歩きは見た目にも大きな影響を与えます。足が曲がって、足首が太くなり、お尻の筋肉が使えずペタンコになってしまうため、美しい体型をキープできなくなるのです。

それでは、どのように歩けば生涯健康的に歩けて、美しい体のラインを作れるかというと、次の5つのポイントが重要です。

①つま先の角度

足の人差し指〜小指の付け根が硬くなっている方は、つま先の開き不足になっています。小指の側面が硬くなっている方は、内股になっていて重心が外に乗っている状態です。体型が崩れるだけでなく、体を痛める危険があります。内股歩きのせいで、軽い捻挫を連続して起こしてしまう人もいるほどです。

②足幅ライン

足幅（横）が狭いと綱渡りのようになり、体が揺れ、バランスが取りづらくなります。足幅を正しく開いて歩くと膝を曲げやすくなり、衝撃が吸収され、脳や体への負担を減らすことができます。

③歩幅

普段の歩幅は身長の45％ぐらいです。ゆっくり歩くときは身長の40％程度を意識し、一歩ずつ力強く地面を踏みつけ、親指で蹴り出して歩いてください。

ただし、年齢を重ねるとバランスが取りづらくなります。転倒を防止するため、片足の状態になる時間を減らすことが大切なので、歩幅は少しずつ狭くしていくと良いでしょう。

④ふくらはぎ

足の親指を内側（ふくらはぎ）の筋肉が動かし、残りの4指を外側の筋肉が動かします。足はふくらはぎの筋肉が発達していて、足の親指を使って歩くようにできています。

ふくらはぎは「第二の心臓」とも呼ばれています。これは、ふくらはぎの筋肉が心臓の形に似ているためと、心臓と同じように血液を全身に送る役割をするためです。

正しい歩き方をして親指を使うと、ふくらはぎが心臓から送られた血液を足から全身に送り返してくれるため、むくみが解消し、足首が締まりきれいな足になります。

⑤腕振り

腕を振ることで上半身も使うことになり、上半身の引き締め効果も期待できます。

つま先を30度開いて歩くと、肩が前に出るので、腕が縦振りになります。つま先が真っ直ぐ内に向いた姿勢で歩くと、肩が使われず、腕が横振りになります。

腕は大きく振る必要はありません。肩甲骨を背骨に寄せるイメージで後ろに引きながら歩きます。

■基本の寝方

寝るときの姿勢を気にする人はあまりいないかもしれませんね。だけど実のところ、僕はこの睡眠時の姿勢が、4姿勢の中でも最も重要だととらえています。人生の3分の1は寝ていると言われますが、睡眠時間は体を回復させる大切な時間帯なんです。この時間をどんな姿勢で過ごすかによって、疲れをしっかり取れるかどうか、次の日に持ち越してしまうのかが決まります。

正しい寝姿勢は、「仰向き」です。最も眠りが深くなるのが寝初めの90分。この時間の睡眠姿勢がとても重要となります。

仰向けに寝て、手のひらを天井に向けることで、肋骨が開きます。また、枕で首を支えることで、気道が確保され呼吸がしやすくなります。酸素をたくさん体内に取り込むことにより、体が回復します。

★仰向きの寝姿勢は、2章でお伝えしたアシカポーズも参照してください。

寝るときは皆さん、次の3つの姿勢のうちのどれかをされていることと思います。健康のためだけでなく、美容面においても仰向きがおすすめです。ぜひ寝初めの姿勢だけでも意識してみてくださいね。

◎仰向き
最も体が回復し、体の歪みが緩和する理想の寝姿勢です。

人は、顔が正面に付いているので、誰でも正面の筋肉（首、腕、胸、股関節など）を縮めて作業を行います。それにより、体の正面の筋肉が縮み、ねこ背になります。

仰向けに寝ることで、縮んだ筋肉が伸ばされ体の歪みが整います。さらに、動脈の流れが良くなり、肋骨が開き体内にたくさん酸素が取り込まれるため、きちんと体を回復できるのです。

△横向き

横向きに寝ると、「上側」と「下側」で体の痛み方が変わります。

上側は、肩と股関節が前方に倒れ、肩と股関節が内旋し、ストレートネック、肩の痛み、股関節痛、臀部痛、膝の痛みの原因となります。

そして下側は、肩が押し込まれ、首の痛みや肩こりの原因となります。そして、横向きに寝ると顔（顎関節）の歪みや頚椎の歪みの原因にもなるため、頭痛にも影響します。首や胸、股関節など大きな動脈、リンパ節の流れも悪くなります。

△うつ伏せ

うつ伏せに寝ると、肋骨が潰され、顔や首に強い圧力がかかります。そのため、顔（顎関節）の歪みと強い頚椎の痛みが起こりやすく、寝違いになりやすいです。肋骨がつぶれることで、呼吸が浅くなり、体の回復力も落ちます。腰の筋肉が縮み、反り腰の原因にもなります。疲れの取れにくい寝姿勢だと言えるでしょう。

〈寝姿勢の統計〉

人はどのような寝姿勢で寝ているのか、その統計は次の通りです。

・横向き47・2％
・仰向き39・9％
・うつ伏せ8・6％
・その他4・3％

体の大きさに違いはあれど、人間の骨格は一緒。しかし、寝姿勢は人それぞれバラバラです。最も多いのは横向きですが、この寝方は先述したように体の痛みや歪みの原因になります。仰向き以外の寝姿勢は、頭痛の原因になっている場合があります。

心身を休めるはずの睡眠で痛みの原因を作ったりしないよう、ぜひ皆さんには、ここまでお伝えしてきた正しい姿勢や寝姿勢を覚えていただけたら幸いです。

さいごに

僕は、この仕事について20年以上になります。これまでに頭痛などの痛みに悩む方にたくさんお会いしてきました。

「痛み」には意味があり、必ず原因があります。頭痛も肩こりも、どの症状も原因は全て同じ、「姿勢」です。この姿勢を整えることで、頭痛をはじめ多くの痛みが緩和します。

痛みの原因となっていた姿勢を矯正することで頭痛が緩和した方は、本当に別人のように素敵な笑顔を見せてくれます。

当店に初めて来られるお客様のほとんどが「頭痛持ちなので、仕方ないと思っていました」「頭痛は治らないものだと思っていました」とおっしゃいますが、それは違います。頭痛の原因を取り除いてあげられれば、緩和できるのです。

「頭痛が無くなると聞いたときは信じられませんでした」とおっしゃるお客様もいますが、そういった方の頭痛が根本から緩和されたとき、僕はやりがいを感じます。

「頭痛で何もできない……」とおっしゃっていたお客様が「趣味だった山登りを再開しようと思うんです！」と笑顔でおっしゃる姿が見られたり、「頭痛でいつもイライラして子どもに怒ってしまっていたけれど、イライラしなくなった」と嬉しそうに話してくださったりする瞬間こそ、僕の何よりの喜びです。

「来てよかったです！」「人生が変わりました」と喜んでくださるお客様もいらっしゃいます。それだけ頭痛が緩和するということは、人生そのものを喜びに満ちたものに変えてくれることなんです。

お客様の「ありがとう」に支えられてこれまでこの仕事を続けてこれました。これからもたくさんの方の心身を元気にしていくことが僕の責務であり、生きがいだと思っています。

ただ、僕の時間には限りがあり、あらゆる人の頭痛を緩和してあげられるわけではありません。頭痛に悩む人をもっと減らせないかとずっと考えてきました。

そこで、自分にも本が書けたらもっとたくさんの人を頭痛から救えるんじゃないかと思い立ち、身につけてきた知識やいつもお客様に伝えていることなどを日々書き溜めていくようになりました。

出版が決まり、これまで書き留めてきたことをようやく書籍にまとめて世に出すことができました。

執筆している間に、たくさんのお客様の顔が思い浮かび、この仕事をしてきて良かったと改めて思いました。

原稿を書くという慣れない作業をするのはとても大変でしたが、僕の思いや知識を伝えられるのだと思うと、本当に嬉しく思います。

思い返せば、僕の人生の前半は痛みに苦しんだ日々でした。

先祖から受け継いだ命は、10代遡ると１０２４人。どの人が欠けても僕はいません。こうして受け継いだ命をたくさんの人のために役立てたい、社会に貢献したい――そんな気持ちで仕事と向き合っています。

そしてもちろん、大切な命を受け継いでいるのは、皆さんも同じです。

先祖の願いは、偉くなることでもお金持ちになることでもなく「楽しく生きてほしい」ことだと思います。その「楽しい」の逆が「苦しみ」。苦しみの原因の一つが「痛み」なのです。痛みに悩む人生なんて、もったいないですよね。

これからの人生１００年時代を楽しく過ごすためにも、痛みとは無縁でいられる日々を手に入れることは必要不可欠です。皆さんにはこの本を参考にしていただき、正しい姿勢を意識し、痛みのない体づくりをしていただけたらと思います。「姿勢が整う」ことで気持ちも前向きになり、行動力も増します。まさに、人生好転の鍵だと言っても過言ではありません。

体と心が健康でいれば、楽しいことをたくさんできますし、それを楽しいと感じられ、いつも笑顔でいられます。

笑顔が広がる社会にするためにも、誰もが痛みのない体をつくり、人生を心から楽しんでほしいと思っています。

最後になりましたが、出版の機会を与えてくださり、この本を世に出すために尽力してくださった、つむぎ書房さんに感謝を申し上げます。

また、僕の書き止めていた乱雑な文章を読みやすくし、丁寧にアドバイスくださったライターの森本ふくみさんの執筆協力に感謝いたします。

頭のイメージをわかりやすく描いてくださったイラストレーターのぴーちゃんさんにも心より感謝申し上げます。

この本を読んでくださった皆様と皆様のご家族、大切な方々がいつまでも元気な心と体を手に入れ、素敵な人生を過ごしていただけることを心より願っております。

【山口克志（グッチ先生）プロフィール】


1978年生まれ。京都府京都市出身、滋賀県草津市在住。

一般社団法人ポスチャーポジション「ポスポジ」協会代表理事。

姿勢専門整体院スタジオラクト代表。頭痛の専門家。

カイロプラクティック、姿勢矯正法、リンパケア、中国整体、スポーツトレーナー、ヨガの6つの施術の知識と経験を活かした独自メソッド「PRM」（ポスチャー・リフォーム・メソッド）を用いた姿勢矯正法で頭痛緩和の施術を行う。滋賀県認定の講座「姿勢講座」の講師となり、現在、滋賀県内の11校の小学校と学童、経営者クラブ、学校保健安全協議会などで講座を開講。


（メディア出演）

2018年、BBCテレビ（びわ湖放送）「勇さんのびわ湖カンパニー」に「体のマイスター」として1年間出演。その他、KBS京都の番組、ラジオ、姿勢講座・姿勢の専門家として新聞掲載4回（京都新聞社3回、読売新聞）。

2019年、書籍「シセイトリセツ」をアメージング出版より出版。

頭痛は寝て治す

2023年6月15日　　第1刷発行

著　者――― 山口克志
発　行――― つむぎ書房
〒103-0023　東京都中央区日本橋本町2-3-15
https://nihonbashi-pub.co.jp/
電話／03-6281-9874
発　売――― 星雲社（共同出版社・流通責任出版社）
〒112-0005　東京都文京区水道1-3-30
電話／03-3868-3275

ISBN 978-4-434-32255-6